改訂版

熱中症、脱水症に役立つ

経口補水療法ハンドブック

脱水症状を改善する「飲む点滴」の活用法

谷口英喜
医学博士
神奈川県立保健福祉大学
保健福祉学部栄養学科教授

Oral Rehydration Therapy
Handbook

日本医療企画

はじめに

　経口補水療法（ORT：Oral Rehydration Therapy）は、小児科領域、在宅・介護施設・手術の前後・救急医療、さらには産業・災害・スポーツ医療にまで、広範囲に活用されている。特に著者が考案した術前経口補水療法（POORT）はここ数年で多くの医療施設で活用されるようになった。ORTは、1978年に医学雑誌『ランセット』で「20世紀最大の医学上の進歩である」と称賛された。そして、今まさにORTは、わが国の医療現場にも大きな進歩をもたらしている。わが国では国民皆保険のもと、医療制度は急速に発展してきた。この結果、医療施設数は増加して、国内のほぼ全域で容易に医療従事者により点滴（輸液療法）を受けられる環境が整った。患者は輸液療法を受けないと自分の病気が改善しないような気がして、輸液療法は医療行為の主流となった。しかし医療費削減、科学的根拠のない医療への不信、診療報酬の包括払い制度の導入と、時代のニーズは大きく変わってきた。この時代のニーズに対応した科学的根拠に基づいた医療がまさにORTである。奇しくも、開発途上国で考案されたORTが医療先進国であるわが国の医療を救おうとしている。残念ながら、わが国には、これまでにORTに関しての教科書的な著書はなかった。この良法（good therapy）、ORTをもっとたくさんの人々に知ってほしい思いを込め、本書を執筆した。

　本書では、ORTの開発から、理論および臨床現場における活用方法までを具体的に網羅した。改訂版では熱中症、災害対策、電解質、POORT、手作り経口補水液の項をさらに充実させた。臨床現場で手軽に持ち歩け、いろいろな場面を想定して活用できるように、サイズも構成も工夫を凝らした。そして、図表を多用し、随所に「ポイント解説」「一口メモ」およびORTに関連した「用語解説」も加え、わかりやすく構成した。ぜひとも、いろいろな職種の医療従事者の方々に、また一般市民の方々にも、さまざまな場面で本書を活用していただければ幸いである。

経口補水療法ハンドブック

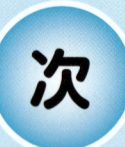

目次

はじめに　3

第1章　経口補水療法とは？

1... 経口補水療法とは"飲む点滴" ……………………………………… 10
　1 体液を補う飲料が"経口補水液（ORS）"
　2 身体から体液が失われた状態が脱水症
　3 脱水症は真水だけを摂取していても改善しない
　4 水分の移動は浸透圧を一定に保つために行われる
　5 飲んだ水と電解質はほとんどが小腸で吸収される
2... 経口補水療法は"開発途上国から生まれた治療法" ……………… 18
3... 経口補水療法は"20世紀最大の医学上の進歩" …………………… 20
4... 経口補水療法は医療現場の救世主 ………………………………… 22
5... 新しい経口補水液の開発へ ………………………………………… 24

第2章　脱水症を理解しよう

1... 栄養管理の基本はまず体液管理 …………………………………… 26
2... 身体はたくさんの水からできている ……………………………… 28
3... 体液は細胞内液と細胞外液から構成されている ………………… 30

4 ... 身体にとって電解質は必要不可欠 ……………………………………… 32
5 ... 脱水症になると水分も電解質も失われる ……………………………… 37
6 ... 脱水症の原因はさまざま ………………………………………………… 39
7 ... 小児と高齢者は脱水症になりやすい …………………………………… 41
　1 小児が脱水症になりやすい5つの理由
　2 高齢者が脱水症になりやすい7つの理由
8 ... 見て触ってわかる脱水症の早期診断方法 ……………………………… 48
　1 小児・高齢者で脱水症を診断する方法
　2 脱水症の重症度分類
　3 かくれ脱水
9 ... 脱水症と補水療法 ………………………………………………………… 55

第3章　経口補水療法を理解しよう

1 ... コレラ治療をきっかけに開発 …………………………………………… 60
2 ... 経口補水療法の理論は日本にも古くからあった ……………………… 64
3 ... 砂糖と塩が水を運ぶ、その割合が重要 ………………………………… 66
4 ... 脱水症の時にお水やスポーツ飲料を摂ると？ ………………………… 69
　1 水ばかりを飲み続けた場合
　2 スポーツ飲料ばかりを飲み続けた場合
　3 水分だけを補うならアルコール以外の飲料で
5 ... 経口補水療法の適応と限界 ……………………………………………… 74
　1 経口摂取が可能な軽度から中等度の脱水症に適応
　2 長期間経口補水療法（ORT）を行わない
　3 乏尿・無尿症例には使用しない
6 ... 経口補水療法は優しい、易しい ………………………………………… 79
　1 患者にとって優しい
　2 医療従事者にとって易しく優しい
　3 医療経済に優しい

第4章　経口補水液の作り方と活用方法

1 ... 経口補水液（ORS）の作り方 ………………………………………………………… 84
2 ... 上手に活用するコツ ……………………………………………………………… 88
　1 下痢をしても、吐いていても可能
　2 どこまでアレンジしてよいか？
　3 小児に飲ませるポイント
　4 高齢者に飲んでもらうポイント
3 ... 臨床現場における活用方法 ……………………………………………………… 103
　1 小児科領域
　2 介護施設・在宅高齢者
　3 術前経口補水療法（POORT：preoperative oral rehydration therapy）
　　◎患者配布用パンフレット例「経口補水液の飲み方」の説明要旨
4 ... NST（栄養サポートチーム）による活用 ………………………………………… 124
　1 "水分補給食"という概念を啓発
　2 正しい補水療法をNSTが指導
　3 NSTが関与する症例には隠れた脱水症が多くある
5 ... 災害医療 …………………………………………………………………………… 127
　1 マスギャザーリング（大規模人数の集合：Mass-gathering）において
　2 避難場所で頻発する脱水症
　3 ORSを備蓄し、二次災害を防ぐ
　4 東日本大震災
6 ... スポーツ …………………………………………………………………………… 133
　1 活動中は水分および電解質を適宜補給
　2 海外ではスポーツ界でも導入
　3 ORSが本来の"スポーツ飲料"の姿である
　4 スポーツ競技場の医務室や救急セットの中にも常備
　5 環境を考えて競技を行うように心がける

7 ... 産業医療 139
　1 炎天下だけではなく、夜間でも熱中症が起こる
　2 暑熱環境の現場では常に注意が必要

8 ... 旅行医学 142
　1 海外旅行の下痢に有効
　2 エコノミークラス症候群の予防に
　3 経口補水塩を持参し、水は煮沸して使用

第5章　熱中症や感染症への経口補水療法の活用

1 ... 熱中症の症状と経口補水療法の活用 148
　1 熱中症の主な症状は体液の欠乏と体温上昇
　2 外的因子と内的因子による要因で発生
　3 熱中症には体液不足（脱水症）が潜んでいる
　4 高齢者は屋内でも熱中症を発症
　5 熱中症の発症予防には脱水症の予防が重要
　6 熱中症の正しい対策と対応
　7 熱中症の治療は程度別に対応

2 ... 感染症と経口補水療法の活用 163
　1 インフルエンザウイルス
　2 ノロウイルス
　3 ロタウイルス

おわりに　166

　　　　　　　　　　　　　　　表紙デザイン：能登谷　勇
　　　　　　　　　　　　　　　本文イラスト：もりまさかつ
　　　　　　　　　　　　　　　　　　　　　　高塚　真実
　　　　　　　　　　　　　　　　　　　　　　吉田　霞
　　　　　　　　　　　　　　　本文レイアウト：株式会社インタービジョン

第 1 章

経口補水療法とは？

1 経口補水療法とは "飲む点滴"

　経口補水療法（ORT：Oral Rehydration Therapy）とは、点滴（輸液療法）の代わりとして口から（経口的に）経口補水液（ORS：Oral Rehydration Solution）を摂取することにより脱水症を改善させる治療法のことである。いいかえれば"飲む点滴"とも表現できる。ORTを実施する際には、実施者が脱水症に有効である理論的根拠、および脱水症の症状を正しく理解する必要がある。

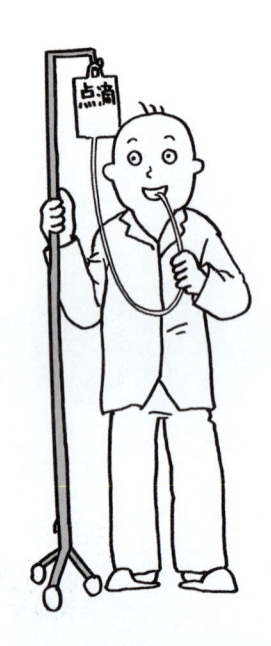

1 体液を補う飲料が"経口補水液（ORS）"

　経口補水液（ORS）とは、身体から失われた体液（水分、電解質、非電解質）を経口的に補う飲料のことである。体液を補うために①水、②電解質（特に

ナトリウムイオン＝Na^+）、③炭水化物（特にブドウ糖）——これらを一定の割合（濃度）で配合させた飲料である。このうち、水分が含まれていない状態のものは経口補水塩と呼ばれている。

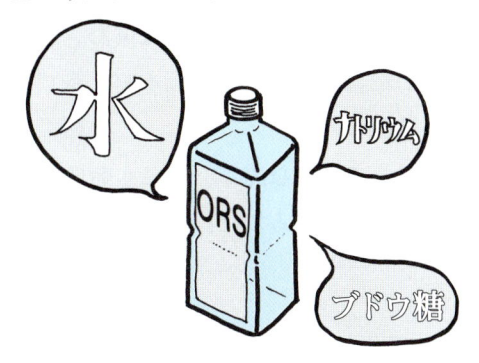

2 身体から体液が失われた状態が脱水症

脱水症（dehydration）とは、「身体から水分が失われるだけではなく、電解質も同時に失われた状態のこと」を指す。それらの喪失が、細胞外液（細胞の外の体液）からのみ喪失が起きている場合と、細胞外液だけではなく細胞内液（細胞の中の体液）からも喪失している場合がある。脱水症の原因は水分・電解質の喪失だけではなく、それらの供給不足も原因となる。

●脱水症（dehydration）の状態

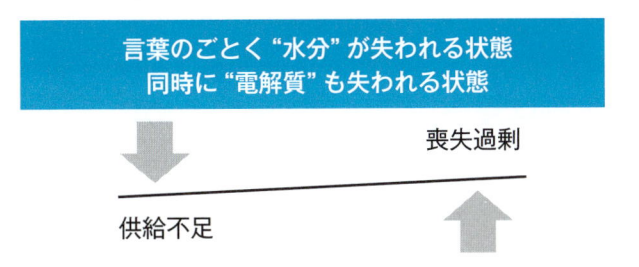

言葉のごとく"水分"が失われる状態
同時に"電解質"も失われる状態

供給不足　　　喪失過剰

ポイント解説
- 体液は主に水と電解質からできている。
- 脱水症は体液が不足した状態のこと。

3 脱水症は真水だけを摂取していても改善しない

　体内の水分が不足すると、脳にある口渇中枢が刺激され、口渇感が生じる。これに伴い、生理的に飲水行動が開始される。この際に、真水（電解質が含まれない水分）のみを飲水しても口渇感は満たされるが、実は体内の細胞レベルでは水分不足が継続されている。真水を飲水しても、細胞内の脱水症は改善されず、細胞外液のみが増え続ける。この結果、細胞外液の電解質濃度は低下して、身体にさまざまな弊害を生じ生命的な危機に至ることもある。細胞内にまで、水分を供給するには、ナトリウムイオンをはじめとした電解質を同時に摂取する必要がある。

●真水を飲んでも細胞内液は増えない

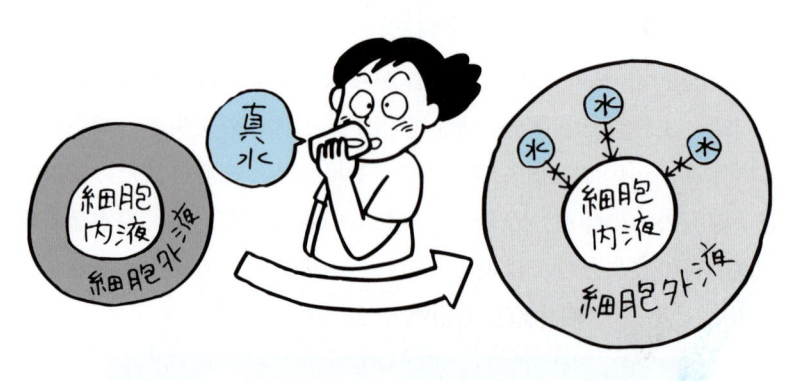

4 水分の移動は浸透圧を一定に保つために行われる

　体内における水分移動は、ある力により受動的に行われる。その力を浸透圧と呼ぶ。体内では、浸透圧を一定にしようとする作用（恒常性：ホメオスターシス*）が働く。浸透圧を一定にする目的で、水の移動が起こる。つまり、濃い部分には水が入ってきて薄め、薄い部分は水が出ていって濃くする作用が起こる。そして体内で、浸透圧を形成している代表的な物質がナトリウムイオンとブドウ糖である。水分を移動させる力は、ブドウ糖と電解質の中でも特にナトリウムイオンの持つ浸透圧が作り出す。

●浸透圧を求める簡易式

$$浸透圧(mOsm/L) = 2Na^+(mEq/L) + \frac{ブドウ糖(g)}{18} + \frac{血中尿素ちっ素(mg/dL)}{2.8}$$

●薄い方から濃い方へ水が移動して同じ濃度になる

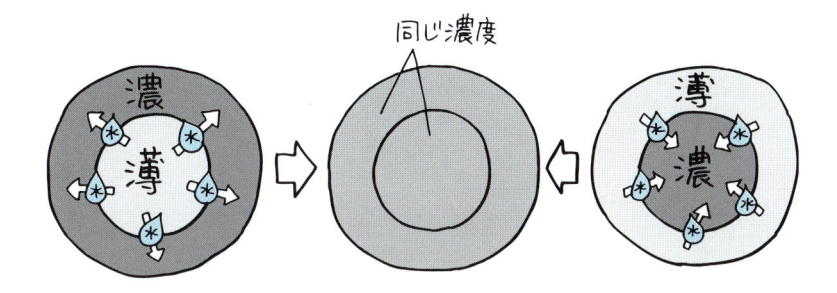

> **ポイント解説**
>
> ● 浸透圧の差で水は移動して吸収される（受動的吸収）。
> ● 浸透圧は主にナトリウムイオン（×2）とブドウ糖から作られる。

> **用語解説**
>
> **ホメオスターシス（恒常性）**：身体は、その機能を一定に維持するために、恒常性を維持しようとする。恒常性のことを英語でホメオスターシスと呼ぶ。一概に、ホメオスターシスの維持と言っても、身体では体液の維持だけではなく、体温・血圧・酸塩基平衡（体液の水素イオン濃度のバランス）や浸透圧などさまざまな維持のことを指す。

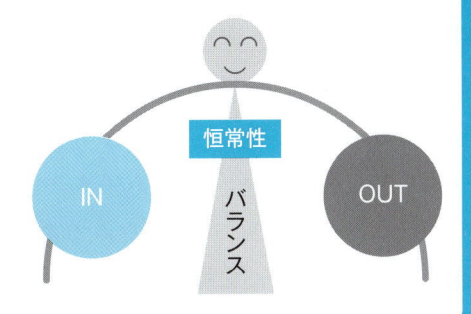

第1章 経口補水療法とは？

●ホメオスターシスの維持例；ヒトが浸透圧を保つ行動
　ヒトの血漿浸透圧は285±5mOsm/L
　ヒトの口渇中枢は、浸透圧の少しの変化（1〜2％）に気づいて口渇を感じる
　例）汗をかく⇒脱水⇒浸透圧が上昇⇒口渇中枢刺激⇒口渇感⇒飲水行動⇒浸透圧を正常にもどす

●浸透圧の例
なめくじに塩（浸透圧）をかけるとしわしわになる（水が移動する力）

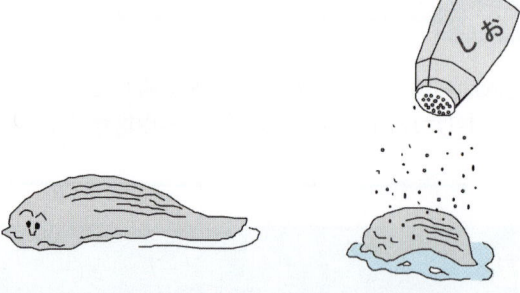

同じように漬け物も浸透圧の原理（塩で水を引き出す）でできあがる

5 飲んだ水と電解質はほとんどが小腸で吸収される

　経口的に摂取された水分・電解質は食道および胃十二指腸を経て、小腸へ移動する。そして、小腸で水分・電解質の吸収が行われる。体内における水分吸収の約80％は小腸で行われる。小腸での吸収は、ナトリウムイオン・ブドウ糖共輸送機構＊（ナトリウムイオンとブドウ糖がある一定の割合で結合して生じる力）が働き、ナトリウムイオンとブドウ糖の共輸送体が形成され浸透圧勾配が生じて、受動的に水分が吸収される。

> **一口メモ**
>
> **下痢はこうして起こる！**
>
> 　腸管では、常に水分電解質の分泌および再吸収が起きている。
>
> 　腸管分泌液の総量は、成人で1日あたり6,500mLにも及ぶ。その内容は、経口摂取物・唾液・胃液・膵液・胆汁および腸液などで構成されている。このうち約80％（5,000mL）は小腸を通過する間に、腸上皮細胞という細胞から再吸収される。さらに、結腸を通過して糞便になるまでには、ほとんどが再吸収され、成人の糞便中の含水量は通常1日あたり250mL未満にまで減少する。この含有量が250mL以上になると、下痢便と呼ばれる。この原因は、小腸の分泌量が増加したり、小腸の再吸収能力が低下したりした状態のことである。例えば、腸管感染症や浸透圧の高い食品の摂取などにより、この現象が起こる。

●体内における水の移動と吸収

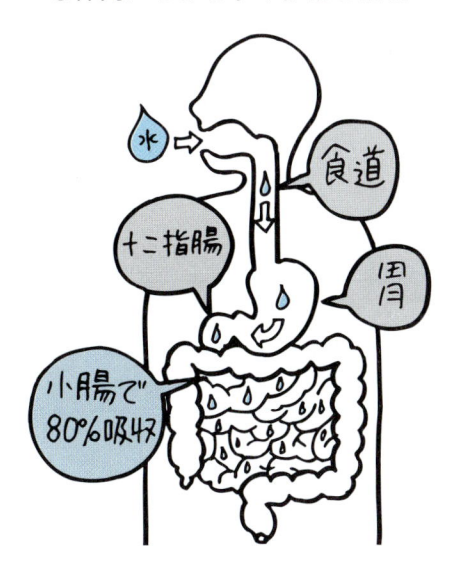

●結腸を通過する間、糞便になるまでに水分はほとんど吸収される

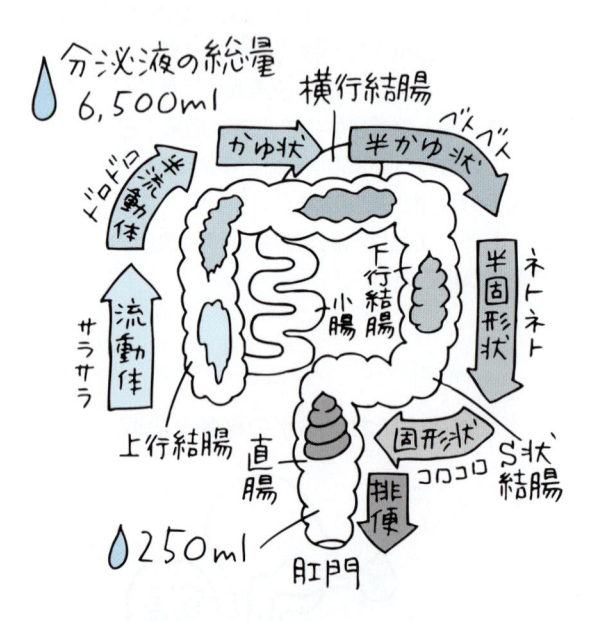

分泌液の総量 6,500ml
横行結腸
かゆ状
半かゆ状
ドロドロ
半流動体
ベトベト
小腸
下行結腸
半固形状
流動体
ネトネト
サラサラ
上行結腸
直腸
250ml
肛門
固形状
コロコロ
S状結腸
排便

> **ポイント解説**
> ● 通常でも、便中に毎日250mLの水分が排出されている。

用語解説

ナトリウムイオン・ブドウ糖共輸送機構：腸管には、溶質輸送メカニズムが存在し、小腸では腸上皮細胞から水分や栄養素が吸収される。特に、水分は電解質および栄養成分の細胞を介しての輸送（taranscellular transport）によって生じる浸透圧勾配によって受動的に移動する。その代表的な吸収メカニズムのひとつが、ナトリウムイオン・ブドウ糖共輸送体による溶質吸収メカニズムである。多くの研究の結果、下痢を発症している場合でもこのメカニズムは正常に作動していることが明らかになった。この事実が「下痢をしていてもORSを摂取させる」ことに対する科学的根拠である。

●腸管内ではナトリウムイオンとブドウ糖が力を合わせ水を吸収する

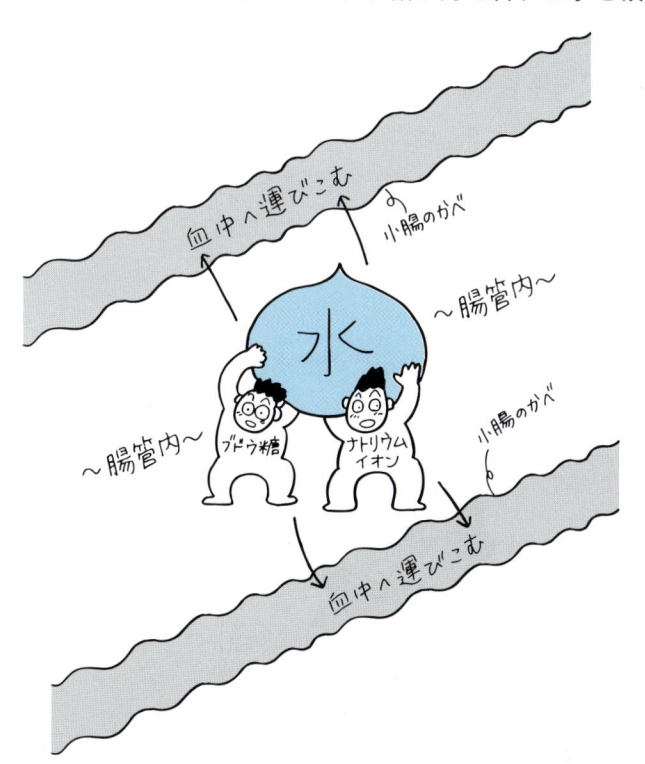

2 経口補水療法は"開発途上国から生まれた治療法"

　画期的な治療法のように思われる経口補水療法（ORT）は、実は"開発途上国から生まれた治療法"である。開発途上国では衛生面で整備が遅れていたために、容易に感染症が蔓延した。しかも、医療設備の整備も遅れ、医療従事者の数も少ないために、感染症の治療には難渋していた。感染症に対する治療では抗菌剤の投与も重要であるが、下痢や嘔吐に伴って生じる脱水症の治療が生命維持には大切だった。脱水症の治療として、身体から失われた水分および電解質を経口的に補給する手段が必要とされた。そして、経口的に水分および電解質を容易にかつ迅速に補給できる手段として、ORTが考案された。

●ORTは開発途上国の小児の脱水症治療として考案された

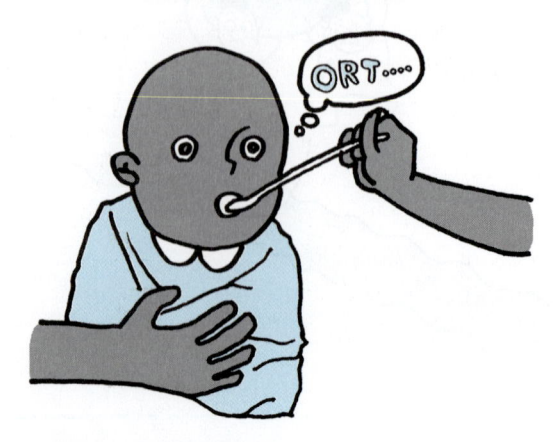

ORTに関する研究は1940年代にエール大学のダロウ（Darrow）とハリソン（Harrison）により初めて行われた。そして、ORTは1968年バングラデシュの小児におけるコレラの流行に対して実施され、輸液療法に匹敵する治療法として確立された。

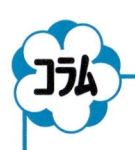

コラム

経口補水液（ORS）の誕生物語

　経口補水液（ORS）の誕生は、19世紀以来のコレラ研究と深い関係がある。1832年、アイルランドの医師ラッタが瀕死のコレラ患者15人に食塩水を注射し、5人の命を救った。しかし、医学会は数十年にもわたり疑問を持ち、この治療法は普及しなかった。それから約80年後、英国の病理学者ロジャースがインドのカルカッタでコレラ患者にこの療法を再び実施し、患者の死亡率を下げることに成功した。1940年代末にはオックスフォード大学の研究員が、砂糖は小腸に吸収される際に、塩と水も一緒に小腸内に運んでいくことを発見した。また、同じころアメリカのフィリップスが今日使用されているものに近い点滴溶液をつくりだした。その後、彼は口から水分補給できるORSの開発にも目を向けたが、塩の割合を誤って実験中に死者を出し、落胆し、ORS研究を中止した。しかし、フィリップスは1966年に東パキスタン（現バングラデシュ）のコレラ研究所所長（現在の国際下痢疾患研究所）に就任、ORSの開発に再び精力を注ぎはじめた。そして現地のコレラ流行の際に初のORT大規模テストに成功し、中程度の脱水症状なら点滴でなくてもORTだけで症状が回復することを確かめた。

（参考資料：日本ユニセフ協会ホームページ）

3 経口補水療法は"20世紀最大の医学上の進歩"

　経口補水療法（ORT）が世界中で注目され始めたのは、1971年のコレラの大流行以降である。1971年は東パキスタン（現バングラデシュ）の内戦時であり、隣接したインドの難民キャンプで3人に1人が死亡するほど、コレラが猛威をふるった。大流行のため、輸液が不足し、カルカッタのジョンズホプキンズ大学研究所から経口補水液（ORS）を持った医療班が援助に向かった。この医療班は3,700人の患者にORTを実施し、コレラによる死亡率を30%から3.6%までに改善した。

　その後、ORTは世界中で注目され始め、医学雑誌『ランセット』（1978年）で、ORTの成果は"20世紀最大の医学上の進歩"と述べられている。1980年代にユニセフは「子ども健康革命」を提唱して、その中で積極的にORTの普及に努めた。1980年代はじめには、ORTの普及率はわずか1%であったが、現在では、最貧国の子どもの脱水症状の約半数がORTによって治療されている。WHO（世界保健機関）の集計によれば、年間100万人の小児がORTによる恩恵を受け救命されている。そして、近年は脱水症治療における選択肢のひとつとして欧米を中心に注目を集め、2003年に発表された米国疾病管理予防センター（CDC）のガイドライン（21ページ表）では、小児の軽度から中等度の脱水状態に対しORSの使用を推奨している。

●小児の脱水症治療には点滴よりもORTが勝る

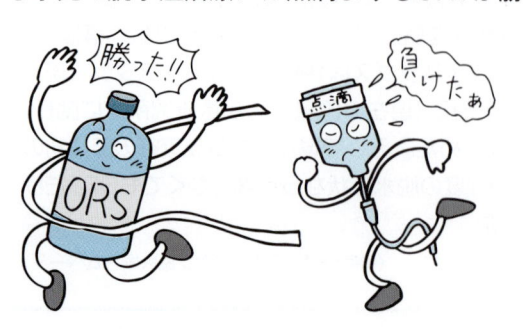

●下痢および脱水症を呈した小児に対する適切な治療の7原則

〈下痢および脱水症を呈した小児に対する適切な治療の7原則〉
(1) 脱水症の是正には経口補水液（ORS）を使用
(2) 経口補水療法（ORT）は可及的速やかに開始する（発病後3～4時間以内）
(3) ORTにより脱水症が是正されたら速やかに患者の年齢に合った、制限のない食事を提供し、栄養補給を再開する
(4) 授乳中の幼児では、母乳は継続させる
(5) 乳児用ミルクを用いている場合は、そのミルクを薄めることは推奨しない。特殊なミルクを用いる必要もない
(6) 下痢で断続的に水分・電解質が喪失している場合、ORSを追加摂取させる
(7) 不必要な臨床検査や投薬は行わない

（米国疾病管理予防センター（CDC）、2003年発表）

4 経口補水療法は医療現場の救世主

　わが国では国民皆保険のもと、医療制度は急速に発展し、現在では医療先進国と呼ばれるようになった。わが国の医療施設数は増加し、国内のほぼ全域で容易に医療従事者により輸液療法を受けられる環境が整った。輸液療法なくしては自分の病気が改善しないと思い込む患者も増え、輸液療法が医療行為の主役となっている。"良い医師＝点滴してくれる医師"のイメージが国民に浸透している。それゆえ、経口補水療法（ORT）の必要性は認識されず、ORTに関する研究や開発は一部でしか行われてこなかった。医療従事者のORTに関する知識も乏しく、当然、国民もORTに関する情報を得る機会がなかった。いわば、"日本は医療先進国でありながらORT後進国である"と表現することができる。しかし、昨今の勤務医の過重労働や医療従事者の疲弊問題、国による医療費削減、診療報酬の包括払い（DPC）制度*の導入というように時代背景は大きく変わりつつある。このような時代にORTの知識は、医療現場において救世主的な役割になり得ると考える。

ポイント解説

わが国でORTの導入が遅れた理由
- 輸液（点滴）信仰（点滴が最も病気に効く治療と思われていた）
- 医療設備・施設の充実（いつでもどこでも点滴を受けられる）
- 診療報酬の出来高払い（高額な医療を行うほど高い診療報酬を得られる）
- 医療従事者の知識不足（ORTのことを知らない）

用語解説

DPC制度（DPC/PDPS）：入院患者の診療報酬額を、従来の出来高払いではなく、診断群分類に従った定額払いをする包括評価制度のこと。

米国のDRG（Diagnosis Related Group）を基に、日本独自の「医師の診断（Diagnosis）」＋「診療行為（Procedure）」＋「組み合わせ（Combination）」で分類したDPC（Diagnosis Procedure Combination）が作られた。患者が該当する診断群分類包括評価（DPC）の点数に入院日数と病院ごとの係数を乗じて算定する診療報酬点数に、出来高部分の点数を加えたものが、その患者の入院医療費となる。わが国でも、急速に普及しつつある。

●せっかく来たのに点滴もしてくれないでORTをするような医院の評価は？

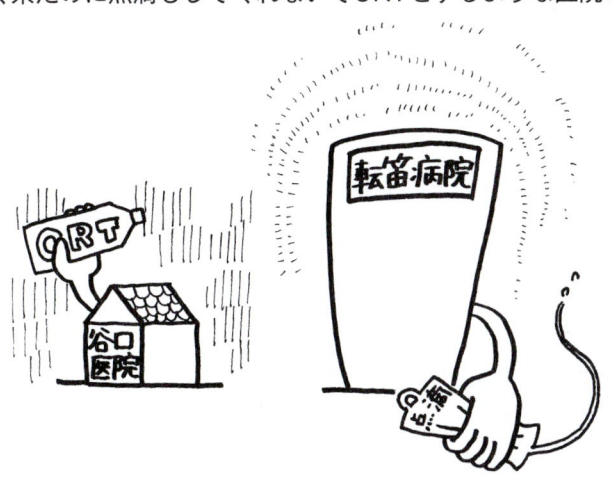

皆さんだったら、どっちの医院を選びますか？

5 新しい経口補水液の開発へ

1975年にWHO（世界保健機関）から発表されたガイドラインに基づいた経口補水液（WHO-ORS）は、その後改良が重ねられてきた。

【WHO-ORSの改良点と効果】

改良点	具体策	効果
低浸透圧	ナトリウムイオン、ブドウ糖濃度を低下	下痢の期間短縮・減量
材料費低減	米とシリアルに主成分変更	補水効果維持、材料費低減
味と香り添加	フレーバー添加	補水効果維持、摂取量不変
栄養素添加	アミノ酸	補水効果は不明、材料費高騰
	亜鉛	小児で下痢減少、嘔吐増加
	プレ・プロバイオティクス	補水効果は不明、材料費高騰

　上記のように改良が試みられてきたが、低浸透圧（体に吸収されやすい）への改良以外は費用対効果が伴わず改良はなされていない。

　この結果、開発途上国でも現在の経口補水塩製剤（粉末タイプ）が、先進国では現在のORSが、その安全性と簡便性という理由から大部分の臨床医にとって第一選択（first choice）となっている。今後さらなるORSの改良が望まれるが、ひとつひとつ安全性と効果が科学的根拠に基づいて保証されることが必須である。

> **ポイント解説**
> ● 現行のORSに費用対効果で勝るORSはない。

第 2 章

脱水症を理解しよう

1 栄養管理の基本はまず体液管理

　栄養管理の基本は、身体に欠かせない栄養素（三大栄養素〈炭水化物・脂質・たんぱく質〉に加えビタミン・ミネラルおよび食物繊維など）を過不足なく投与することと考えられている。しかし、これらの栄養素は、体液（水分、電解質）が十分にあって機能するということが忘れられやすい。栄養管理の基本はまず体液管理であり、体液管理がうまくいっていることが栄養管理を効果的に実施する大前提となる。

●栄養管理は体液管理があって成り立つ

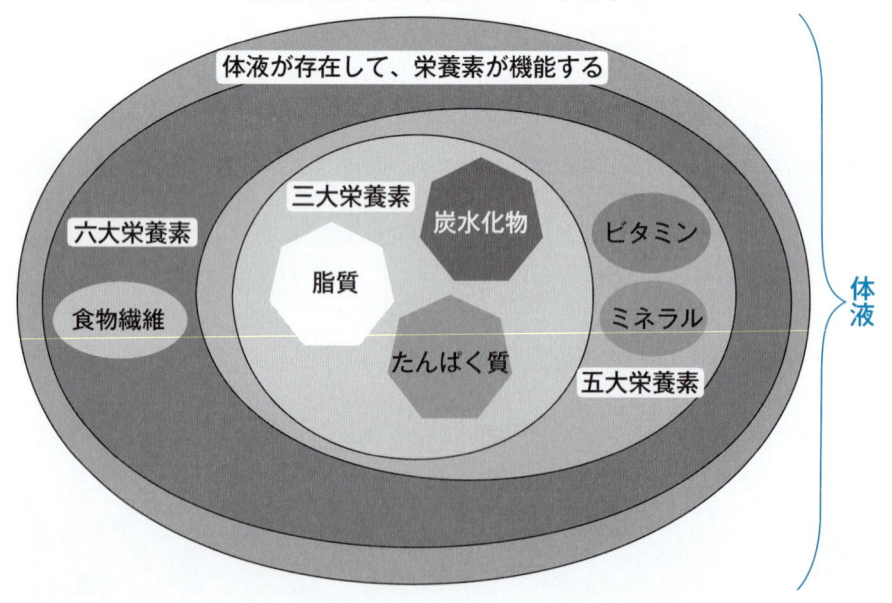

体液が存在して、栄養素が機能する

六大栄養素
食物繊維

三大栄養素
脂質
炭水化物
たんぱく質

ビタミン
ミネラル
五大栄養素

体液

◉栄養管理の考え方

体液管理	車のオイル ・水分管理 ・電解質管理
栄養素管理	車のガソリン ・エネルギー供給 ・栄養素供給

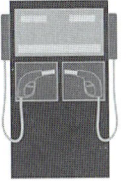

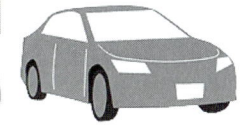

ポイント解説

- 体液管理なくして栄養管理は成立しない。
- 良い栄養管理に体液管理は欠かせない。
- 体液も栄養素である。

◉脱水症の患者に栄養剤だけを投与しても効果はない

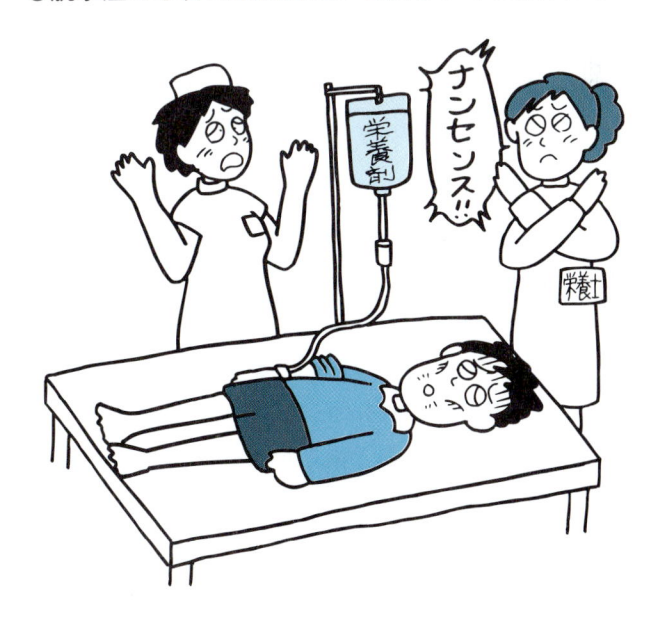

第2章 脱水症を理解しよう

2 身体はたくさんの水からできている

　ヒトが生命を維持する上で、水は酸素に次いで重要な物質である。水は体液の主成分であり、ヒトの身体の半分以上を占める。体液には、血液・リンパ液・間質液（組織液）などが含まれる。体液は水分の他に電解質（ナトリウムイオン・カリウムイオン・カルシウムイオンなど）と、非電解質（ブドウ糖・たんぱく質・尿素など）から構成される。体液は新生児期には体重の80％を占めるが、加齢とともに減少し、成人で60％、高齢者では約50％にまで減少する。体液には３つの役割があり身体の恒常性（ホメオスターシス）を維持している。よって、体液が失われた状態（＝脱水症）は、身体にとって危機的な状況を引き起こす。

●体液の３つの役割

①必要な酸素や栄養素を運ぶ
②不要になった老廃物を運び出す
③体温を調節する

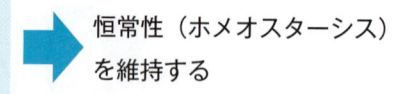

⇒ 恒常性（ホメオスターシス）を維持する

　一般に、一日に失われる水分量は成人において1,500～2,500mLで、これに対し1,000～2,000mLの水分を補う必要がある。通常は、一日に食べ物から1,000mL、飲み物から1,200mLの水分を摂取し、食べ物の代謝水として300mLを産生し出納を保っている。激しい運動や暑熱環境下での発汗量増加、下痢や嘔吐による体液の喪失により、一日の水分必要量はさらに増加する。

【成人の体内の水分出納（1日あたり）】　　　　　　　　　　　　（単位：mL）

体内に入る水分		体外へ出る水分	
食べ物の水分	1,000	尿・便	1,500
飲料水	1,200	汗	100
代謝水	300	不感蒸泄	900
合計	2,500	合計	2,500

（出典：中村丁次監修『栄養の基本がわかる図解事典』成美堂出版を一部改変）

> **ポイント解説**
>
> ●体液は身体の大部分を占め、一定に保たれている。

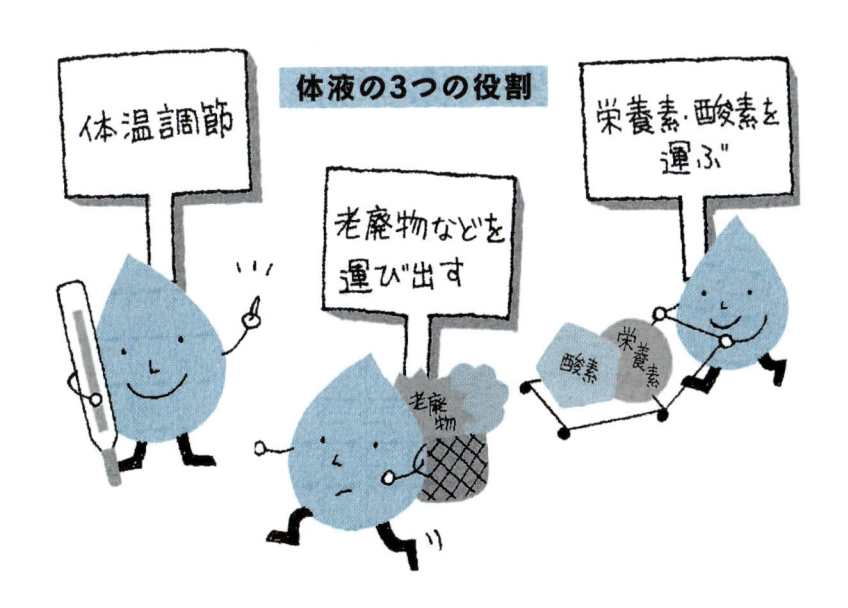

第2章　脱水症を理解しよう

体液の3つの役割

体温調節　／　老廃物などを運び出す　／　栄養素・酸素を運ぶ

3 体液は細胞内液と細胞外液から構成されている

　ヒトの体液量は年齢により変化するが、成人ではおよそ体重の60％が体液である。その内訳は、細胞内液が40％で細胞外液が20％である。この細胞外液はさらに15％が組織間液、5％が血漿である。

　身体では腸管で栄養素が吸収され、その後血管内に入り、血漿（細胞外液）から組織間液（細胞外液）を介して細胞内へ運搬される。これと逆の経路で、細胞内で産生された老廃物は血漿に運び出され、尿として体外へ排出される。このように、体液は細胞内液と細胞外液の往来を繰り返し、ホメオスターシスの維持を行っている。

> **一口メモ**
>
> **普段みている血液所見はわずか体重の5％の部分にすぎない**
>
> 　通常、採血で得られる検査値は体液の血漿部分、つまり5％の体重の部分を評価しているにすぎない。決して全身を評価できているのではないことを理解しておこう。

●体液区分とその役割

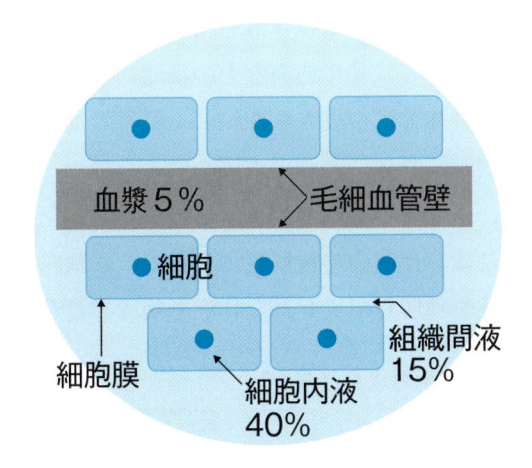

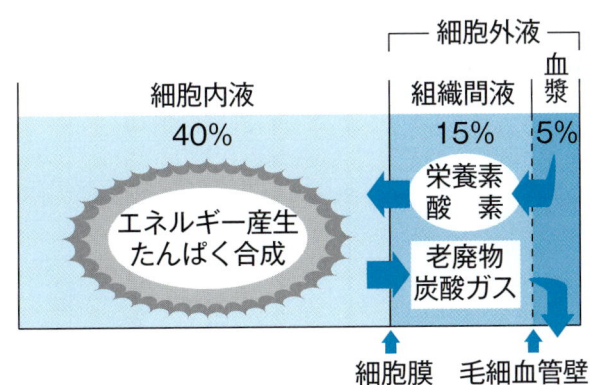

血漿5％
毛細血管壁
細胞
細胞膜
細胞内液 40％
組織間液 15％

細胞内液 40％ ／ 細胞外液（組織間液 15％ ｜ 血漿 5％）

エネルギー産生
たんぱく合成

栄養素 酸素
老廃物 炭酸ガス

細胞膜　毛細血管壁

4 身体にとって電解質は必要不可欠

　ヒトにとって生命を維持するために、また身体成分を構成するために、電解質は必要不可欠である。電解質は体液中に存在し、生命活動を維持する上で必要な働きを担う。さらに骨や筋肉などの細胞内液中に存在し、その構成成分となる。また、身体では合成されないごく微量の電解質を微量元素と呼び、他の電解質と同様に身体にとって重要な働きを持つ。身体から体液が失われる脱水症では、水分とともにこの電解質も失われるために、生命に危機的な変化を生じさせる。体液中の電解質の分布は、細胞内液と細胞外液で異なるので、その組成を理解して失われた体液を補う必要がある。

【体液中の成分と濃度】　　　　　　　　　　　（単位：mEq/L）

		細胞外液		細胞内液
		血漿	組織間液	
陽イオン	Na^+	142	144	15
	K^+	4	4	150
	Ca^{2+}	5	2.5	2
	Mg^{2+}	3	1.5	27
	計	154	152	194
陰イオン	Cl^-	103	114	1
	HCO_3^-	27	30	10
	HPO_4^{2-}	2	2	100
	SO_4^{2-}	1	1	20
	有機酸	5	5	
	たんぱく質	16	0	63
	計	154	152	194

　　　　　　　　　　　　　　↑　　　　↑
　　　　　　　　　　　毛細血管壁　細胞膜

> 血漿の電解質が身体のさまざまな活動を担う

> **ポイント解説**
>
> ● 細胞外液に最も多く存在する陽イオンはナトリウムイオン。
> ● 細胞内液に最も多く存在する陽イオンはカリウムイオン。
> ● 血漿の部分で過不足は評価される。

●体液には多くの電解質が含まれている

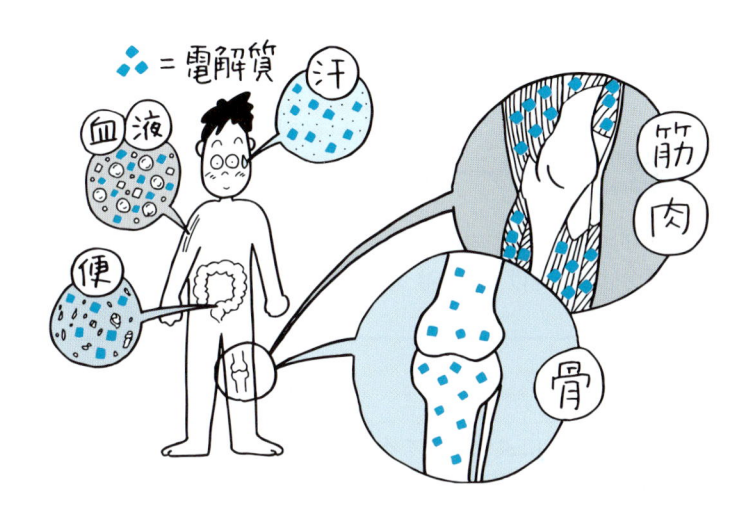

◆＝電解質

血液　汗　筋肉　便　骨

電解質＝イオン

特に大切な3つのイオン

1. 食塩が水に溶けてできる
　　ナトリウムイオン＝水分を保持する力
2. 野菜や果物が水に溶けてできる
　　カリウムイオン＝身体を動かす力
3. 牛乳や魚が水に溶けてできる
　　カルシウムイオン＝身体を動かす力

第2章　脱水症を理解しよう

【各成分の単位】

	単位	例
電解質	ミリイクイバレントパーリットル（メック）mEq/L	Na^+、K^+、Ca^{2+}、Cl^-、$Lactate^-$等
	グラム g	NaCl、KCl、$CaCl_2$等
糖　質	グラム g	ブドウ糖、果糖、キシリトール、マルトース等
アミノ酸		バリン、ロイシン、イソロイシン等
脂　肪		ダイズ油等

ポイント解説

- 電解質だけがメックの単位を使える。
- その他の成分は水に溶けて単位はグラムのまま。

【主な電解質の役割と異常により出現する症状】

電解質		主な役割	症状	血清基準値
細胞外液	Na^+	細胞外液量と浸透圧の維持＝体液量の維持	意識障害 神経、筋肉の異常	135〜145mEq/L
	Cl^-	プラスイオンとの電荷のバランスをとる	不足すると代謝性アルカローシス（下痢・嘔吐）	97〜106mEq/L
	HCO_3^-	酸塩基平衡の調節（pHコントロール）	不足すると代謝性アシドーシス（腎不全）	22〜26mEq/L
	K^+	神経・筋肉の興奮・伝達・収縮	神経、筋肉の異常 不整脈	3.5〜4.5mEq/L
	Mg^{2+}			3.5〜4.5mEq/L
	Ca^{2+}	筋収縮	筋肉の異常 低いとテタニー[注1]、けいれん	8.5〜10.5mg/dL
	P	ATPの供給	身体活動の異常	2.5〜4.5mg/dL

注1）低カルシウム血症から手足の筋肉がけいれんを起こし、腕や足の関節が曲がったままの状態になる現象。血液中のイオン化カルシウムの減少で起こる。

> **一口メモ**
>
> **メック*を理解するには味から入ろう！**
>
> | | |
> |---|---|
> | 海水（地域差はあるが） | 400mEq/L以上（3％食塩水） |
> | 生理食塩水 | 154mEq/L（0.9％食塩水） |
> | みそ汁の上澄み液 | 135mEq/Lくらい |
> | 経口補水液 | 40〜90mEq/L（50mEq/L＝0.3％食塩水） |
> | スポーツ飲料 | 9〜23mEq/L |
> | 母乳 | 5.5mEq/L |
> | 果汁ジュース | 2mEq/L以下 |
> | コーラ飲料 | 1.6mEq/L |
> | お茶 | 0 |

物質は水に溶けると……

①電解質（イオン）になるもの

　［代表選手］　食塩＝ナトリウムイオン＋塩素イオン

　　　　　　　……イオンに変化すると単位も変化

　　　　　　　……それが"イクイバレント（メック）"

②電解質にはならないもの

　［代表選手］　砂糖＝ブドウ糖＋果糖……単位は"グラム"のまま

メックは次のように求める

ファーストステップ：モル濃度を求める（グラムからmol/Lへの変換）

　mol/L：溶液1L中に溶けている溶質のモル（mol）数

$$\text{mol/L} = \frac{\text{溶液1L中の溶質のg数}}{\text{溶質の分子量}}$$

**セカンドステップ：モル濃度を1,000倍してみよう
（mol/Lからmmol/Lへの変換）**

　メックへの"メ"の字は1,000倍の意味

　　⇒メックや浸透圧を論じるには1,000倍する

1,000mmol/L＝1mol/L

**サードステップ：電荷数を乗じてみよう
（mmol/LからmEql/Lへの変換）**

mEq/L：溶液1L中に溶けている溶質の当量数

mEq/L＝mmol/L×電荷数

用語解説

メック（mEq/L：ミリイクイバレントパーリットル）：濃度の表現には、％濃度、モル濃度、ミリイクイバレントの3つの表現がある。最低限、生理食塩水中のナトリウムイオン濃度を理解しておきたい。

生理食塩水　　＝0.9％の食塩水　　　　（1Lに9g溶けている）
　　　　　　　＝9g/1Lの食塩水
　　　　　　　＝9g/NaClの分子量/1L（NaClの分子量58.4である）
ファーストステップ＝0.154mol/L
セカンドステップ＝154mmol/L　　　　（1,000倍するとミリモル）

NaCl ⟶ Na$^+$　　＋　　Cl$^-$
154mmol/L　154mmol/L　154mmol/L
よって、ナトリウムイオン濃度は電荷が1価なので、
154mmol/L×1価＝154mEq/L　サードステップ

となる。

〈電解質の正常値の覚え方〉
・154mEq/Lを人間の身体は分け合っている
　Na$^+$　　142mEq/L前後
　Ca^{2+}　　5mEq/L前後
　K$^+$　　　4mEq/L前後
　Mg^{2+}　　3mEq/L前後

"154"がキーワード

Mg^{2+}	K$^+$	Ca^{2+}	Na$^+$
3	4	5	142

合計154mEq/L

5 脱水症になると水分も電解質も失われる

　脱水症とは体液が失われる現象で、水分も電解質も同時に失われる。体液は細胞外液と細胞内液に分類される。軽度の脱水症では細胞外液の喪失が主体で、重度になるにつれて細胞内液の体液も喪失を認める。喪失する体液の組成を理解するために、細胞内外における体液成分の組成を理解する必要がある。特に、細胞外液に最も多く存在する陽イオンはナトリウムイオンであり、細胞内液に最も多く存在する陽イオンがカリウムイオンである。ということは、脱水症では細胞外液のナトリウムイオンが最も多く喪失することになる。一方、細胞外液におけるカリウムイオンは、存在する量が細胞内液のカリウムイオンの1/30程度と少ないため、喪失量が少量であっても生体に影響が出やすいことがわかる。

●失われる体液には、水とナトリウムイオンが多量に含まれている

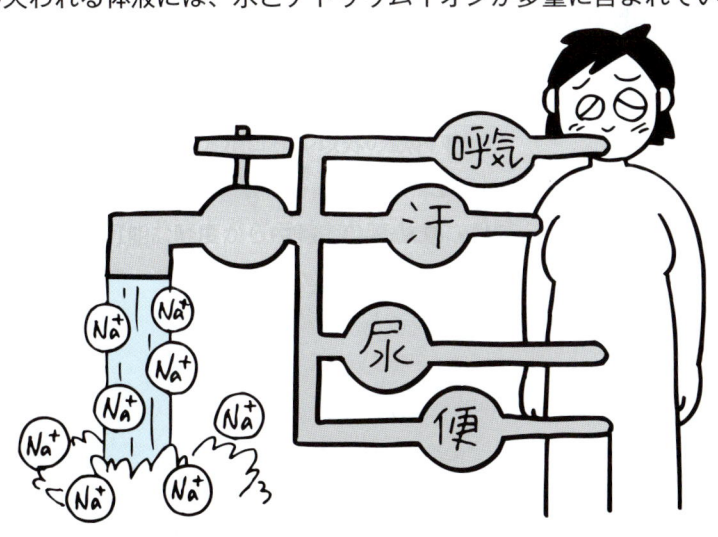

●水や電解質を失うとなぜ身体に悪いか？

Ⅰ

水の喪失 → 血圧が低下 → 臓器血流が減少 → ◎栄養素が運ばれなくなる
　　　　　　　　　　　　　　　　　　　　　　◎老廃物が運び出されなくなる

Ⅱ

電解質の喪失　　◎浸透圧の維持ができなくなる
　　　　　　　　◎各種構成成分の欠如（骨や筋肉）
　　　　　　　　◎神経筋肉活動が障害を受ける
　　　　　　　　◎臓器の動きが障害を受ける（心臓で不整脈など）

一口メモ

脱水症の種類には3つのタイプがある

　血液検査により電解質濃度を調べる場合、細胞外液の血漿部分（体重の5％）を評価している。軽度の脱水症では細胞外液が主に喪失するために、水分もナトリウムイオンも喪失する。不足した水分は細胞内液からの移動により補われるために、見かけ上のナトリウムイオン濃度は変化を認めないか（等張性脱水症）、移動した水分量が多くナトリウムイオンが希釈され低ナトリウム血症となる（低張性脱水症）。しかし、重度の脱水症では細胞内液からの水分移動が間に合わなくなるために、相対的にナトリウムイオン濃度が増加し高ナトリウム血症となる（高張性脱水症）。このように脱水症の種類には3つのタイプがある。

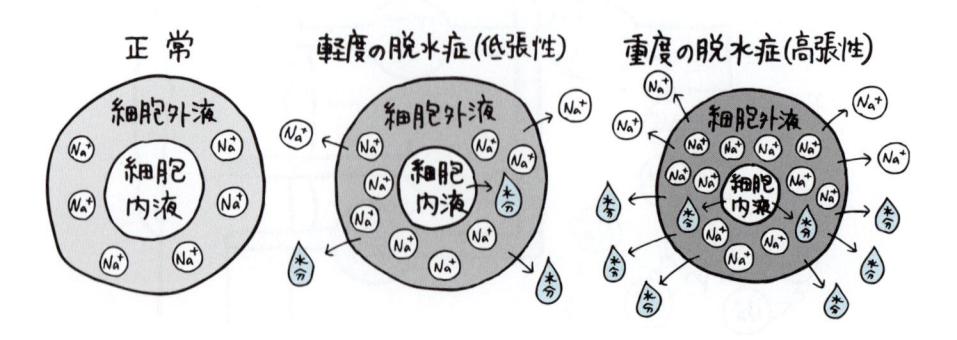

6 脱水症の原因はさまざま

　脱水症はさまざまな体液の喪失に伴い起こる。また、体液喪失が少量であっても体液成分の摂取不足や外部環境の変化などによって、相対的な脱水症状態となる。なお、発汗以外の皮膚および呼気からの水分喪失を不感蒸泄*という。それに対し、有感蒸泄は、汗、尿、便などのことを指す。

◉脱水症の原因と症状

●体液喪失を起こす症状
- 発熱、発汗
- 下痢　・嘔吐
- 多尿
- 不感蒸泄の増加

●体液喪失が少量でも脱水症を引き起こす症状
- 体液成分の摂取不足（飲食量の減少）
- 外的因子の変化（熱中症）、乾燥

> **用語解説**
>
> **不感蒸泄**：意識しないうちに失われる体液。呼気や粘膜、皮膚からたえず失われている。汗は入らない。気温上昇、体温上昇（1度上昇すると15％増加）、湿度低下、過換気で増加する。通常、1日15mL/kg。平熱で室温が28度の時、体重60kgの人で、1日900mL。

> **一口メモ**
>
> **臨床における水分関係の英語**
> 　　hydration→水分負荷（補水により体液を増やすこと）
> 　　dehydration→脱水症　　rehydration→補水

●水分出納のバランスが崩れると脱水症になる

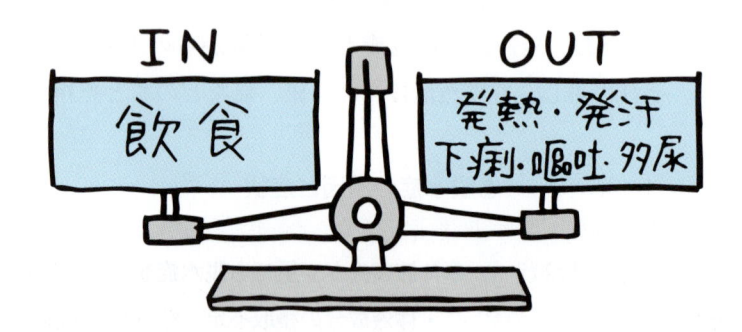

> **一口メモ**
>
> **"発熱"が正しい表現で"熱発"という言葉は使用しない**
> 　医療現場では、高熱を出した時の状態を"熱発"と表現する場合が見られるが、これは誤った使用方法である。英語で"fever"は発熱を表し、発熱の程度により、"low grade fever"は微熱、"high grade fever"は高熱を表す。ましてや、"fever up"という英語は存在しない。

> **ポイント解説**
>
> ●水分出納のバランスの乱れが脱水症の原因。
> ●脱水症とは体液（水＋電解質）が失われる状態。

7 小児と高齢者は脱水症になりやすい

1 小児が脱水症になりやすい5つの理由

①体液量、特に細胞外液の割合が高い

身体の水分量は加齢とともに変化する（43ページ参照）。新生児期から小児期の体液比率は体重の70〜80％と非常に高い。細胞レベルでみると、この高い比率は細胞外液が多いためであることがわかる。通常、体液の喪失は細胞外液からはじまるために、小児では容易に体液を喪失する。

②体重当たりの不感蒸泄量、必要水分量が多い

不感蒸泄の量は、条件により大きく変動するが、常温安静時には健常成人で1日に約900mL（皮膚および呼気による喪失分）程度である（15mL×60kg＝900mL）。湿度の低下、発熱、熱傷、過換気（過呼吸）状態などで増加する。小児においては体重当たりの不感蒸泄量が多い。よって必要水分量も多くなる。

【不感蒸泄量】

未熟児・新生児	15〜25 mL/kg/日
乳児	25〜50〜70 mL/kg/日（脱水〜通常〜発熱）
成人	15 mL/kg/日

1日必要水分量（mL）＝不感蒸泄量＋1日尿量＋便中水分量＋発汗量

③尿が薄いために体液が失われやすい

小児の腎機能は新生児期では未熟で成長とともに発達する。腎機能が正常であれば体液の喪失を防ぐために、腎臓の尿細管が水分・電解質を再吸収し、濃度の高い尿を排出して体液を保持できる。しかし、新生児期や乳児期では尿濃縮力（尿を濃くする力）が未熟であるために、薄い尿が排出され、体液が失われやすくなる。

④**自分の意志で水分摂取できない**

新生児期や乳児期では、口渇感を感知しても自らの意志で水分・電解質補給を行うことは容易ではない。保護者の認識が遅れることにより、予備能力の少ない小児では容易に脱水症になる。

⑤**水分の出入り比率が大きい**

小児は成人に比して体重当たりの水分出納（水分の出入り）が大きい。この結果、少しでも食欲が低下したり、下痢や嘔吐を起こしたりすると、容易に脱水症になる。

●乳児と成人の水分出納

乳児の場合
体重7kg
交換量700mL
細胞外液の1/2

摂取 700mL ／ 細胞外液 1,400mL ／ 排泄 700mL ｛尿・糞便・不感蒸泄

成人の場合
体重70kg
交換量2,000mL
細胞外液の1/7

摂取 2,000mL ／ 細胞外液 14,000mL ／ 排泄 2,000mL ｛尿・糞便・不感蒸泄

（出典：越川昭三、他『輸液療法小事典』永井書店、1992年、259～262ページ、一部改変）

●1日当たりの成人の水分出納（細胞外液の1/7）に対し、小児の水分出納（細胞外液の1/2）はダイナミックである

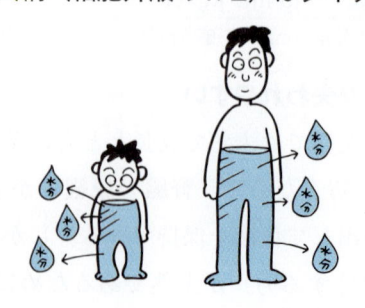

> **ポイント解説**
> ●小児はみずみずしく、脱水症も起こしやすい。
> ●体液の出入りが大きいので、脱水症にもなりやすい。

2 高齢者が脱水症になりやすい7つの理由

①体液が体重の50％に低下するために予備能力が低下

　加齢により活動量や運動機能が低下し、筋肉量が低下する。筋肉は身体で最も水分含有量の多い場所であるために、筋肉量の減少は体液の減少に等しい。高齢者では全身の体液量が減少している。

●年齢によって体液の量は変化する

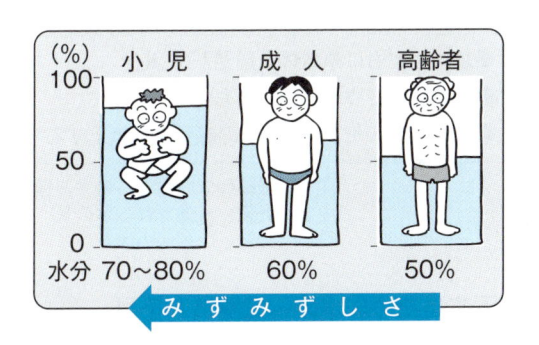

	小児	成人	高齢者
水分	70〜80%	60%	50%

みずみずしさ →

> **ポイント解説**
> ●筋肉は水分が豊富な組織。
> ●高齢者は筋肉量が減るので体液も減る。

②のどの渇きを自覚しにくい

　加齢により脳の口渇中枢機能（のどが渇いたと感じる機能）は低下し、身

体の体液が減少した状態においても口渇感を自覚しにくい。その結果、脱水症を自覚しにくくなり、水分摂取が遅れがちになる。

③尿が薄くなる

加齢により腎臓における尿濃縮力が低下する。腎機能が正常であれば体液の喪失を防ぐために、腎臓の尿細管が水分・電解質を再吸収し、濃度の高い尿を排出する。しかし、加齢により再吸収機能が低下して、薄い尿が排出され、体液が失われやすくなる（小児の場合と同様）。

●腎機能は加齢により低下する

- 全身の動脈硬化⇒腎糸球体基底膜硬化[注1]
- 男性ではアンドロゲン（男性ホルモン）が⇒硬化を促進
- 女性ではエストロゲン（女性ホルモン）が⇒硬化を抑制

↓

- 加齢とともに糸球体ろ過量[注2]が減少
- 腎のナトリウム保持能力も低下
- 抗利尿ホルモン（ADH）の感受性も低下する

注1）腎臓の老廃物をろ過する機能の低下
注2）腎臓でろ過される水分量

④経口摂取量が低下するために水分・電解質が不足

私たちは日常的に水分を飲み物からだけ摂取しているのではなく、食事からもほぼ同量の水分を摂取している。加齢により、日常生活動作（ADL：Activities of Daily Living）が低下したり嚥下機能が低下したりすると、全体的な食事摂取量が不足するために、水分・電解質摂取量の不足が生じる。

⑤何度もトイレに行かないよう水分摂取制限をしてしまう

水分摂取に伴い抗利尿ホルモン（ADH）の低下により尿量が増加してトイレに行く頻度が、あるいはおむつの交換頻度が増加する。高齢者本人が、夜間トイレに行くことを嫌がったり、介護者に気を遣ったりして、自ら水分摂取制限をしてしまう。また、介護者も同様の判断をして水分摂取制限をし

てしまう。その結果、水分不足を招いてしまう。

⑥治療薬が利尿効果を持つ場合が多いため体液を喪失する

　高齢者では、高血圧や心不全に罹患している割合が高くなる。これらの疾患の治療薬には、降圧（血圧を下げる）目的や心臓の負担を減らす目的で降圧利尿薬（尿排出を促進する薬剤）を使用する場合が多い。その結果として、多尿となり、体液の喪失が多くなる。

⑦高浸透圧の食品摂取に伴い相対的に水分が不足

　高齢者では、④のように食事摂取量が減少しやすい。不足したエネルギーを補うために、量が少なくてもエネルギーが得られる比較的浸透圧の高い経腸栄養剤などを用いる場合が多い。その結果として、体内の浸透圧も上昇し、相対的な水分不足を招いてしまう。

一口メモ

抗利尿ホルモン（ADH）は私たちの生活に大きく影響している

　ADH（Anti Diuretic Hormone）は脳下垂体から分泌されるホルモン。ADHの働きで腎臓の尿細管で水分を再吸収し、体液量の減少や血液浸透圧の上昇に反応して分泌される。つまり「のどが渇く」→「ADH分泌」→「尿細管で水分を再吸収」→「体液を増やす」という働きがある。

　興味深いのは、「眠る」→「ADHの分泌が増加」→「夜間はトイレに行かない」ということと、「アルコール摂取」→「ADHの分泌が低下」→「トイレが近くなる」ということである。

　このように、ADHは私たちの生活に大きく影響している。

ポイント解説

- 小児も高齢者も容易に脱水症になる。
- 小児は5つ、高齢者は7つ、理由がある。

> **一口メモ**
>
> **認知症と脱水症どちらが先に？**
>
> 　高齢者は生理的にも生活様式からも、脱水症を起こしやすい。その原因のひとつに、認知機能低下による、口渇感の鈍化がある。体液が不足していても、口渇感が出にくいことに加え、たとえ口渇に対し経口的に補水を行っても、すぐに口渇感が満たされてしまい十分な補水に達しない。一方、脱水症を改善すれば、認知症を改善できるという研究もある。ニワトリと卵の関係のように、認知症と脱水症でどちらが先か、今後の研究が待たれる分野である。

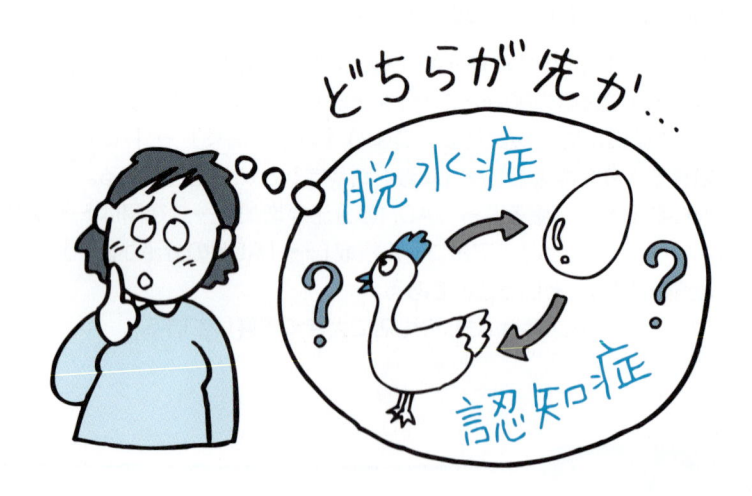

【脱水症のサインとして知られている変化項目】

項　目	変　化
血圧	低下する（低血圧）
脈拍	増加する（頻脈）
体温	上昇する（発熱）
手足の温度	冷たくなる（末梢冷感）
尿の色（浸透圧）	濃くなる（高浸透圧）
血液の色（浸透圧）	濃くなる（高浸透圧）
血液検査値 赤血球数・ヘモグロビン値・ヘマトクリット値 血清たんぱく質・アルブミン値 血中尿素窒素（BUN）	左記の検査値は、血液が濃縮されるために見かけ上は増加している

> **ポイント解説**
>
> ● 高齢者で急にアルブミンやヘモグロビンの値が上昇したら、脱水症を疑う。
> ● 血液が濃縮された可能性がある。

> **一口メモ**
>
> **脱水の指標、BUN/Cr比（血清尿素窒素とクレアチニンの比）**
>
> 　医療者は、脱水の指標として、BUN/Cr比（血清尿素窒素とクレアチニンの比）をみる。
> 　血液検査でBUN/Crの数値がBUN/Cr＞10であれば、脱水の可能性が高い。
> 　BUN/Cr＜10なら腎機能障害が疑われる。

第2章　脱水症を理解しよう

8 見て触ってわかる脱水症の早期診断方法

1 小児・高齢者で脱水症を診断する方法

　脱水症治療の要点は、重症化して臓器障害を引き起こす前に発症早期から治療を開始することである。そのためには、早期に脱水症状を察知して、診断できることが望ましい。小児と高齢者は、生理学的違いや生活環境の違いがあるために、成人に比べて脱水症の診断が遅れがちになるので注意する。

　小児および高齢者の脱水症の診断方法の要点を以下に示す。

(1) 小児および高齢者では常に脱水症が起こりやすいことを心得ておく
(2) 日頃から全身の観察を十分に行い、些細な変化でも早期に気づく
(3) 暑熱環境への曝露や食事摂取量の減少に関する情報収集を行う
(4) 自ら脱水症状を表現することが不可能であるために、本人以外からの情報収集が重要である
(5) 小児では「きげんが悪い」、高齢者では「ふらつく」「元気がない」「食欲がない」「レクリエーションに出てくれない」「トイレに行かなくなった」「よくしゃべる」「いつも眠そう」「微熱が続く」などが初期症状として多い
(6) 必要であれば、血圧や脈拍なども検査する

　また、本書の付録を活用してもらいたい。

◉脱水症の早期診断方法

以下の項目で2つ以上該当したら、脱水症を疑う

- ●道具を使わずに行える診断方法
  - ・爪を押してみる
    - □ 押した後、色が白色からピンク色に元に戻るのに3秒以上かかる（毛細血管再充満時間*）
  - ・口の中、舌をみる
    - □ 口の中が乾燥している
    - □ 舌の赤みが強い
    - □ 舌の表面に亀裂がある
    - □ 舌が白くおおわれている
  - ・皮膚の張りをみる
    - □ 張りがない（ツルゴール*の低下）
    - □ （新生児の場合）おでこから頭の前の部分がくぼむ（大泉門陥凹*）
  - ・手足を触ってみる
    - □ 冷たくなっている
- ●道具を使って行う診断方法

  （バイタルサインをみる。78ページ参照）
  - ・血圧・脈拍
    - □ 血圧が低くなる
    - □ 脈拍が速くなる
  - ・体重
    - □ 減っている
  - ・体温
    - □ 微熱が続く

第2章 脱水症を理解しよう

用語解説

毛細血管再充満時間（CRT：Capillary Refill Time）：通常、爪の色はピンク色で、圧迫により白色に変化する。圧迫をやめると、正常な場合は2秒以内にピンク色へ回復する。この回復時間が3秒以上かかる場合、脱水症と判断できる（3秒ルール）。

ツルゴール：トルゴールとも言い、皮膚の緊張した状態を示す（51ページ写真）。脱水症を判断する際に、特殊な器具を用いず判断できる便利なスキルである。これも正常な皮膚のはりに戻るのに3秒以上かかったら脱水症と判断できる（3秒ルール）。

大泉門陥凹：新生児期の脱水症を診断する際に使う表現。新生児期には、おでこにある大泉門が通常開いている。新生児のおでこがくぼんでいれば脱水症と判断できる。

一口メモ

なぜ、脱水症では皮膚粘膜の色・手足の温度が最初に変化するのだろうか？

　　早期の脱水症状は皮膚粘膜に顕著に変化が認められる。そのため、口腔粘膜や鼻粘膜、爪の色、CRT、手足の温度を観察することが、診断に役立つ。それは、身体には血流分布の優先順位があるためである。脳や心臓などの重要臓器への血流が不足すると生命的な危機に直結するために、まず最初に皮膚や粘膜への血流が犠牲にされる。血流が不足するだけではなく、毛細血管の収縮も加わり、皮膚の温度は低下する。この現象を頭の中で想定して、口腔粘膜の乾燥・CRTの遅延・手足が冷たいということは脱水症の初期サインとしてとらえることが大切である。

●毛細血管再充満時間による観察

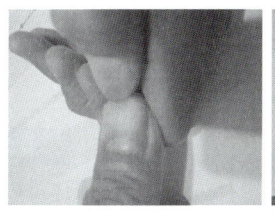

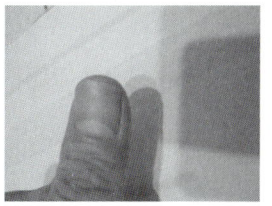

●ツルゴール（皮膚緊張）による観察

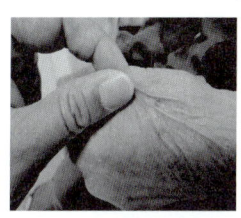

つまんで、はなす

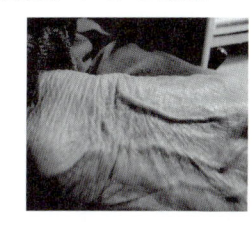

水分不足では
もとに戻るまで
3秒以上かかる

写真提供：介護老人保健施設リハパーク舞岡

2 脱水症の重症度分類

　脱水症の程度はさまざまで、理解しやすいように通常体重からの減少率を用いて次ページの図で表す。体重減少率が3％未満であれば脱水症がないか軽度の脱水症、3〜9％程度であれば中等度の脱水症、10％以上であれば高度の脱水症というように3段階に分類できる。その分類に応じ、おおよその症状も対応させることが可能であり、逆に症状からも脱水症の程度が推測できる。この分類の根拠としては、脱水症の症状と体重変化の相関関係を評価した試験が知られている。この試験結果では、脱水症状の初期兆候は体重の3〜4％が喪失して起こり、10％以上の体重喪失がおきると重篤な症状を示したと報告されている。

●脱水症の症状と体重の減少率

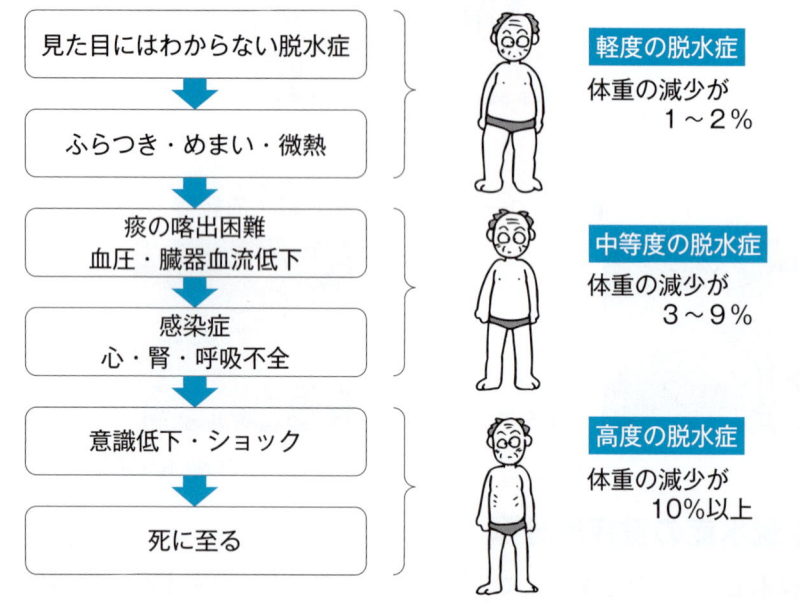

見た目にはわからない脱水症
↓
ふらつき・めまい・微熱

軽度の脱水症
体重の減少が
1〜2％

痰の喀出困難
血圧・臓器血流低下
↓
感染症
心・腎・呼吸不全

中等度の脱水症
体重の減少が
3〜9％

意識低下・ショック
↓
死に至る

高度の脱水症
体重の減少が
10％以上

（著者作成）

> **ポイント解説**
>
> ●小児や高齢者の脱水症を早期に判断するには、日頃から脱水症気味になっていないか、常に注意をすることが大切。
> ●体重の減少率をみて脱水症の重症度を判断する。

> **一口メモ**

日本には脱水症のピークが年に2回ある

　日本の四季は気候が大きく変化する。その中でも、脱水症は年に2度ピークが認められる。一つ目のピークは暑い時期で、暑熱環境における脱水症である。二つ目のピークは寒い乾燥した時期で、風邪やインフルエンザ、ノロウイルスなどからくる発熱、下痢・嘔吐による脱水症である。あらかじめ、このような事態を予測して、高齢者や小児が同居するような家庭ではORSを備蓄しておくとよい。

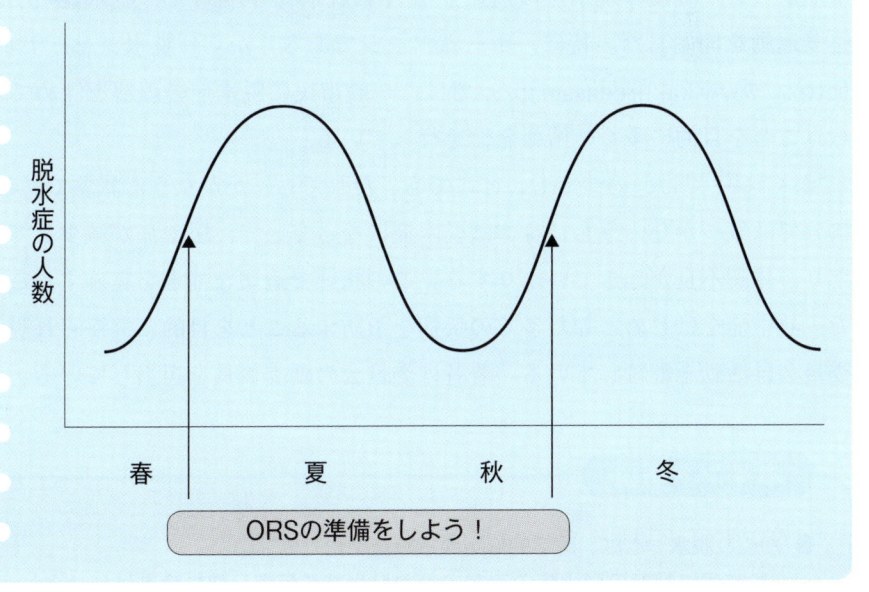

（脱水症の人数のグラフ：春・夏・秋・冬の二峰性ピーク）

ORSの準備をしよう！

第2章　脱水症を理解しよう

3 かくれ脱水

　脱水症は発汗、下痢および嘔吐などにより引き起こされ、重篤化すると命にかかわるような病態に至る。脱水症が軽度のうちに補水などの対策を十分に実施できれば、脱水症に引き続き起こる熱中症や臓器不全などを予防することも可能である。

　しかし、脱水症の症状が出てきた頃には、すでに脱水症が進行していることが多い。脱水症が「どの程度ひどい状態なのか」という重症度は、通常は体重の減少率を目安に判定する。

　2012年、脱水症の専門家たちが集まり「かくれ脱水委員会」を設立し、脱水症がないが軽度の脱水症の病態を"かくれ脱水"と名付けて、脱水症の予防啓発運動を開始した。特に、ホームページである「かくれ脱水ジャーナル」（http://www.kakuredassui.jp/）では、一般市民に脱水症の理解を深めてもらうことを目的に多くの情報発信を行っている。

　"かくれ脱水"は、いつでも、どこでも、だれでも、かかりうる状態である。自分では気づかないうちに身体は脱水症になっていて、尿や汗が減少していたり、体調不良が起きていたりする。この状態で適切な補水を実施することで、熱中症をはじめとした多くの疾病を予防することを目的に、かくれ脱水委員会は活動を継続している。著者は委員会の副委員長を担当している。

ポイント解説

- "かくれ脱水"とは、医学的に定義された用語ではない。
　一般市民に軽度の脱水症の存在をわかりやすく伝え、熱中症をはじめとした重篤な脱水症を少しでも減らそうという目的で生み出された造語である。

9 脱水症と補水療法

　脱水症と診断された場合、なんらかの体液補正が必要である。この体液補正のことを補水療法（rehydration）と呼ぶ。補水療法は体液を補正する目的で実施するために水分だけではなく電解質も補給する。脱水症の治療は、この補水療法を開始することと並行して、脱水症を引き起こした原因を除去することが大切である。原因を除去することを怠って、補水療法だけを実施しても、脱水症は改善しない。

【一般的な脱水症の治療】

原因究明	脱水症評価
↓	↓
鑑別診断	補水療法
↓	↓
原因除去	①輸液療法②経口補水療法

　次に、補水療法の方法であるが、大きく二つの方法に分類できる。

①輸液（点滴）療法

　輸液療法は、1616年にウィリアム・ハーベイ（William Harvey）が身体の血液循環を発見してから、経静脈的に液体を注入しようという考えが生まれ、開発が始まった。1658年にイギリスのサー・クリストファー・レン（Sir Christopher Wren）がイヌの静脈内にガチョウの羽軸とブタの膀胱を用いて溶液を投与した。また、1667年にドイツのメジャー（Major J. D.）がガチョウの羽軸とブタの膀胱を用いて世界初の静脈内注射を人に行ったとの記録がある。電解質輸液の歴史は、1832年にラッタ（Latta）が、食塩0.5％と

重曹0.2％を含む液をコレラ患者に投与したことに始まる。当時は、まだ細菌学が確立されておらず、消毒に関する理論は解明されていなかったため、静脈内注射に関してはいろいろな危険があったと思われる。1915年頃、小児科医の マリオット（Marriott）、ブラックファン（Blackfan）、スクロス（Schloss）らは死亡率が90％と高率であった小児下痢症に輸液を行い、その死亡率を10％に低下させた。1930～1950年代は電解質の知識が豊富になり、カリウム補給の重要性、アシドーシス（血液が酸性側に傾いた状態）の治療、低張液（浸透圧の低い液）の有用性が認識されるようになった。ハルトマン（Hartmann）はアルカリ化剤として乳酸ナトリウムを使用したハルトマン液を考案した（1932年）。また、米国の小児科医のギャンブル（Gamble）、バトラー（Butler）、タルボット（Talbot）、ダロウ（Darrow）らは低張輸液剤や高濃度カリウム液の開発を行い、小児下痢症の治療にさらに輸液療法の有用性を増加させた。輸液療法は、当初の目的である体液管理の他に、現在では栄養補給や薬剤投与手段としても活用されている。

②**経口補水療法（ORT）**

　第1章-2（18～19ページ）で述べた通りである。

【輸液療法とORTの特徴】

	摂取場所	摂取努力	身体拘束	医療技術	吸収率	投与量	摂取負担
輸液療法	病院	不要	必要	必要	100％	大量でも可能	穿刺時痛
ORT	どこでも	必要	不要	不要	ほぼ輸液と同等	大量は不可能	飲水負担

> **ポイント解説**
>
> ● 脱水症の治療は、補水療法と並行して、原因を除去することが重要。
> ● 補水方法は状況をみて選択する。

> **一口メモ**
>
> **脱水症（dehydration）**
> 脱水は言葉のごとく水分が失われる状態であるが、同時に電解質も失われる現象。
>
> **補水（rehydration）**
> 補水とは、水分と同時に電解質も補給すること。

●脱水症に対する正しい補水療法

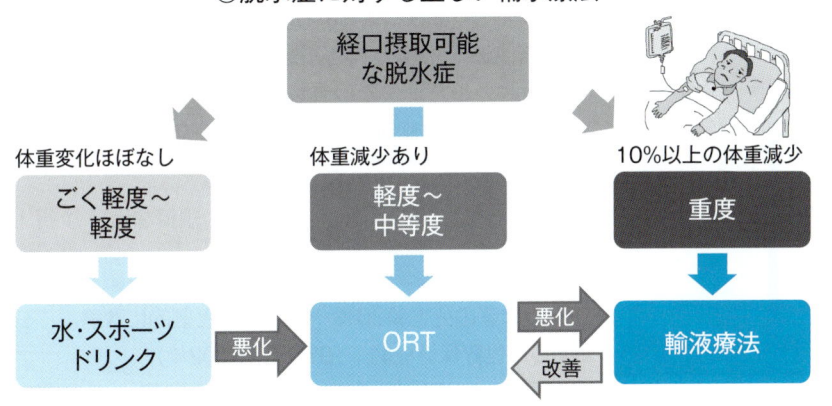

経口摂取可能な脱水症

- 体重変化ほぼなし → ごく軽度〜軽度 → 水・スポーツドリンク →（悪化）→ ORT
- 体重減少あり → 軽度〜中等度 → ORT →（悪化／改善）→ 輸液療法
- 10％以上の体重減少 → 重度 → 輸液療法

●脱水症に対しては……

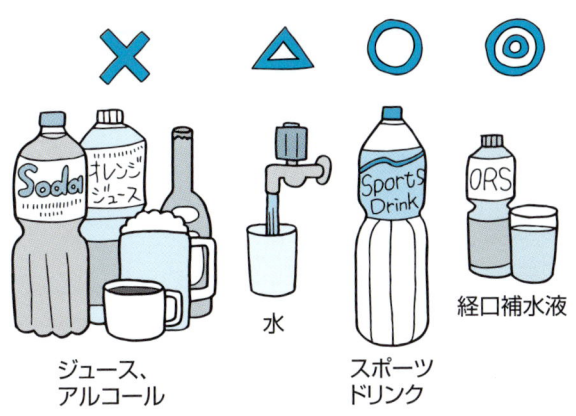

- ✕ ジュース、アルコール
- △ 水
- ○ スポーツドリンク
- ◎ 経口補水液

第2章 脱水症を理解しよう

コラム

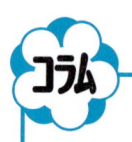

経口補水療法（ORT）の発展

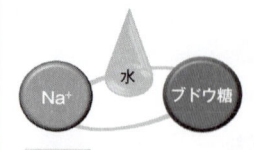

ORT（Oral Rehydration Therapy：経口補水療法）
ORS（Oral Rehydration Solution：経口補水液）
ORS（Oral Rehydration Salt：経口補水塩）

開発	1940年代	Yale大学のDarrowとHarrisonによるものが始まり[*]。（輸液開発からおよそ110年後）
認識	1968年	ダッカとカルカッタでの試験が発表され、コレラ患者に対してのORSの有効性が明らかになった[**]。

   [*]　Pierce NF,et al.：Gastroenterogy 1968；55（3）：333-343
  [**]Nalin DR,et al.：Lancet 1968；2 (7564):370-373

普及	1971年	バングラデシュからの難民に対して大規模な治療[***]が行われた。

  [***]Mahalanabis D,et al.：Johns Hopkins Med J 1973；132（4）：197-205

ガイドライン策定	コレラ患者の死亡率30% → 3.6%へと劇的に改善。WHO（世界保健機関；1975年・2002年）米国CDCガイドライン（2003年）、米国小児科学会（1985年）、ESPGHAN（欧州小児栄養消化器肝臓学会；1992年）など

監修：神奈川県立保健福祉大学、神奈川県立がんセンター　谷口英喜

第 3 章

経口補水療法を理解しよう

1 コレラ治療を きっかけに開発

　経口的に失われた体液を補給するためには、水分および電解質（主にナトリウムイオン＝Na^+）を含んだ補水液が必要である。そして、これらを経口的に効率的に体内に吸収させるには少量の炭水化物（主にブドウ糖）を添加することが有効な手段である。身体では、ナトリウムイオンとブドウ糖は浸透圧を構成する主要成分である。これらの成分を効率的に吸収することは、体液の維持にとって非常に重要である。経口補水液（ORS）は、開発途上国におけるコレラ治療をきっかけに開発が進んだ。当初、ORSの組成はコレラ患者が排泄する糞便の組成を分析し、下痢により失われた電解質を補う目的で組成が考え出された。コレラは分泌性の下痢（ナトリウムイオンを多量に含む便）を呈する疾患で、排泄される糞便には多量のナトリウムイオンが含まれている。このため、WHO（世界保健機関）が1975年に発表したORSの推奨組成では、ナトリウムイオン濃度が90mEq/Lと高い。その後、環境の整備や感染予防技術が進歩して世界中でもコレラの発生頻度は低下したが、ロタウイルスや病原性大腸菌などの感染性胃腸炎の発生頻度が増加した。感染性胃腸炎では非分泌性の下痢（ナトリウムイオンをあまり含まない便）を呈するために、ナトリウムイオンの喪失はコレラに比べ少ない。このため、WHOが2002年に発表したORSの推奨組成では、ナトリウムイオン濃度が75mEq/Lに変更されており、ブドウ糖濃度を下げた結果、浸透圧が低い新しい組成になった。また、米国小児科学会（AAP）やヨーロッパの小児栄養消化器肝臓学会（ESPGHAN）でもORSの推奨組成が発表されている。これら欧米の学会が推奨しているナトリウムイオン濃度がWHOに比して低い理由は、先進国では感染性の非分泌性下痢にターゲットを絞ったためである。日本で発売されているORSは、AAPの推奨に準じた組成である。

● コレラによる糞便はナトリウムイオンを多量に含んでいる
（最近の感染症による便はナトリウムイオンが少ない）

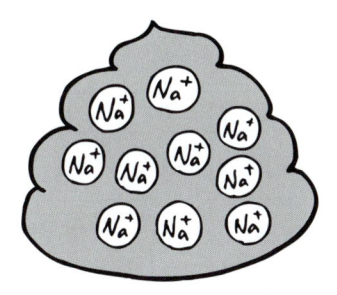

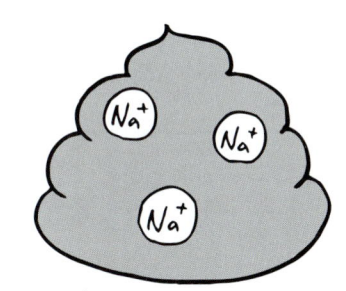

コレラによる便　　　ロタウィルス・ノロウィルス
　　　　　　　　　　などによる便

> **一口メモ**
>
> **ユニセフの経口補水療法（ORT）普及運動と経口補水塩**
>
> 　いまでも世界中では1日に約6,000人の子どもが下痢による脱水症で命を失っている。ORSや砂糖が手に入らない地域では、代わりに穀物や果物などを糖分として利用している。手軽なORTをさらに普及させ、下痢による子どもの死亡を減らすことはユニセフの大きな使命とされている。ユニセフではORSを手軽に利用できるように、安価で運搬および保存しやすい粉末タイプの経口補水塩を普及させている。

第3章　経口補水療法を理解しよう

【各種飲料等の組成】 (100mL当たり)

種類	製品名 [発売元]	分類	Na$^+$ (mEq/L)	K$^+$ (mEq/L)	炭水化物 (g/dL)	浸透圧 (mOsm/L)
ORS（WHO、AAP、SPGHANの推奨組成）	OS-1 [大塚製薬工場]	特別用途食品*2	50	20	2.5	270
	明治アクアサポート [明治]	一般食品	50	20	2.3	252
	ソリタ-T顆粒2号*1 [味の素製薬]	医薬品	60	20	3.3	254
	WHO-ORS（2002年）	本邦未発売	75	20	1.35	245
推奨組成よりNa$^+$が低いORS	アクアライトORS [和光堂]	特別用途食品*3	35	20	5	200
	ソリタ-T顆粒3号 [味の素製薬]	医薬品	35	20	3.3	204
手作りのORS	―	手作り	50	0	4	226
乳幼児用イオン飲料	アクアサーナ [森永乳業]	一般食品	25	20	4.2	285
	アクアライト [和光堂]		30	20	5.5	260
スポーツ飲料	アクエリアス [日本コカ・コーラ]		15	2	4.7	281
	ポカリスエット [大塚製薬]		21	5	6.2	324
炭酸飲料	コーラ飲料		1.6	―	11.2	650
果実飲料	アップルジュース		0.4	44	12	730
	オレンジジュース		0～4.3	53	11	612
	レモン果汁（生）		0.9	25.6	8.6	664
お茶	番茶		0	5	0	―
母乳	―	その他	6.5	12.3	7.2	―

注）各種飲料の組成は、製品表示値（パンフレット等）及び日本食品標準成分表2010（文部科学省）を参考にした。浸透圧は、組成値より概算または実測した値を示した。

＊1 ソリタ-T顆粒2号および3号：医薬品のため、下記患者は禁忌と記載されている。
　①腸管閉塞、腸穿孔、小腸機能障害のある患者、②重篤な腎障害のある患者、③激しい嘔吐のある患者
＊2 OS-1：特別用途食品として許可を受けた表示内容は、
　「感染性胃腸炎、感冒による下痢・嘔吐・発熱を伴う脱水状態、高齢者の経口摂取不足による脱水状態、過度の発汗による脱水状態等」
＊3 アクアライトORS：特別用途食品として許可を受けた表示内容は、
　「乳幼児のウイルス性の感染性胃腸炎による下痢・嘔吐・発熱を伴う脱水状態」

> **ポイント解説**
> ● 経口補水液の組成には世界基準が用いられている。
> ● ナトリウムイオン濃度と浸透圧に注目。

● 開発途上国では果物や穀物からORSを作っている

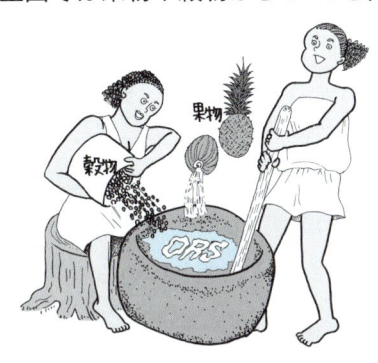

● OS−1

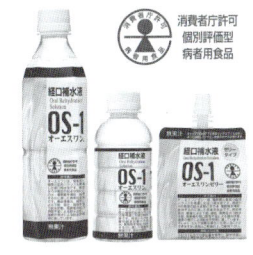

写真：㈱大塚製薬工場提供

● 経口補水塩

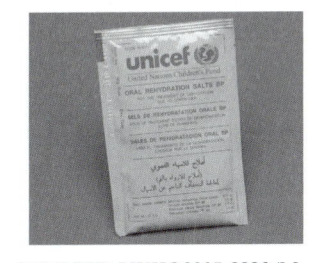

©UNICEF/NYHQ2005-2336/Mun
写真：㈶日本ユニセフ協会提供

● 明治アクアサポート

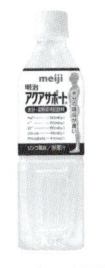

写真：㈱明治提供

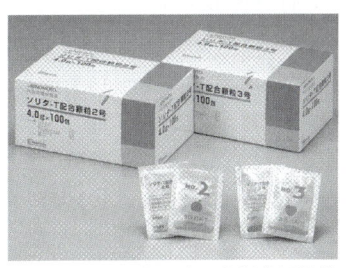

● ソリターT顆粒

写真：味の素製薬㈱提供

第3章 経口補水療法を理解しよう

63

2 経口補水療法の理論は日本にも古くからあった

　日本の家庭では、昔から風邪をひいたり、食あたりをしたりした時に"重湯に塩をまぶす"あるいは"梅ぼしをのせて食べる"習慣がある。この習慣から、病気により失われた体液を補うために水分と電解質を補給するという補水の理論がごく自然と行われていたことがうかがえる。また、沖縄や鹿児島県奄美地方のように暑熱環境下の期間が長い地域の人々は、仕事の合間にお茶やお水をたくさん摂りながら休憩している。この時さらに、塩と黒砂糖を使用した食材をおやつとして一緒に摂取することがよく見られる。この状況は、水分吸収には塩分と糖分が一緒に必要であるという、経口補水療法（ORT）の理論そのものである。そして、今ではいわゆるスポーツ飲料というカテゴリーが社会に定着し、一般の消費者に（スポーツ時に限らず）飲まれるようになっている。この飲料は、発汗により失われた汗を分析して、必要な水分と電解質を補えることを目的に組成ができている。そして、飲みやすいように適度に糖分や香料を加えた工夫が施されている。しかし、スポーツ飲料は、もともとはスポーツ時の水分補給や軽い発汗に対する飲料であるために、脱水症の補水療法としては補水効果および補水速度が十分でない。

　医療現場では、輸液療法に関する研究開発が輸液機器の進歩に伴い発展するなか、やや肩身の狭いかたちでORTが浸透していった。戦後、肺炎や感染性下痢に伴う脱水症により生命を失う乳幼児が多かったため、とくに小児科領域での進歩が目覚ましかった。1950〜1960年代の医療現場では、点滴用の輸液製剤を経口的に投与して脱水症を改善させるという考えが報告されるようになった。1965年には、経口用の顆粒製剤が医薬品として医師の処方のもと、家庭で使用することが可能となった。これが、日本の医療界におけるORTのはじまりとも言える。

> **ポイント解説**
>
> ● 経口補水液の考えは日本にも根づいていた。

●お茶と甘いお菓子と塩で脱水予防

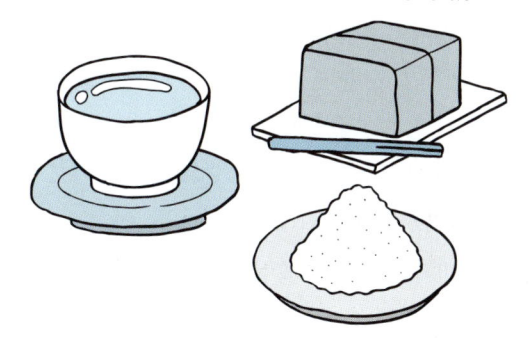

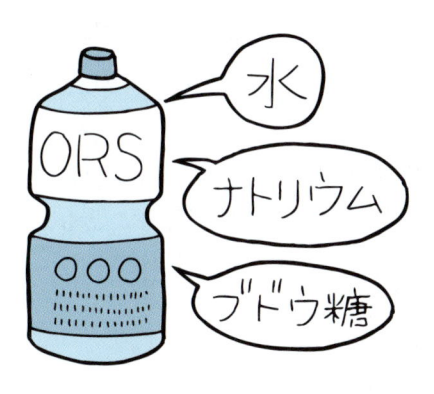

第3章 経口補水療法を理解しよう

3 砂糖と塩が水を運ぶ、その割合が重要

　経口補水液（ORS）は、スポーツ飲料などに比べ、塩分が多く、糖分が少ないためにおいしくないと思われることが多い。しかし、経口的にORSを摂取して、小腸において水分と電解質を体内へ吸収させるには、ブドウ糖とナトリウムイオンの割合が大切で、飲みやすくするためにこの割合を変更することはできない。ブドウ糖とナトリウムイオンがある一定の割合で結合した状態（共輸送体）で浸透圧勾配が生まれ、水分が受動的に体内へ迅速に吸収される。多くの研究の結果、共輸送体を形成するブドウ糖とナトリウムイオンの濃度比率が1～2：1を超えない組み合わせが最も体内吸収率を高めることが解明された。そして、浸透圧に関しても、身体の浸透圧（285mOsm/L）よりも高い場合、吸収率が低下することが解明されている。このような理論のもと、ORSの組成が決定されている。

　ところで、この理論的に最も効率がよいとされている飲料を実際に摂取してみると、われわれ健常人にとってはおいしいものではない。これは、当然のことであり、健常人の身体は体液が不足していないからである。脱水症を発症した身体では体液が不足しているために、同じ組成の飲料を摂取した場合、おいしく感じる場合が多い。患者さんがこのような味の飲料を摂取してくれるのか悩む前に、まず提供しておいしく摂取していれば、その患者さんは脱水症である可能性が高いと考えてよい。このような手法を診断的治療*とも呼ぶ。ORSを脱水症の診断的治療に使うことも、医療従事者であれば、持っていたいスキルである。

> **ポイント解説**

体内水分吸収は受動的に行われる
- 誘導するのはブドウ糖とナトリウムイオンによる共輸送体が作る浸透圧勾配。
- ブドウ糖とナトリウムイオンのモル濃度比率が1～2：1を超えないようにする。
- ヒトの血漿浸透圧（285mOsm/L）を超えないようにする。

●ナトリウムイオンとブドウ糖が協力して水を運ぶ

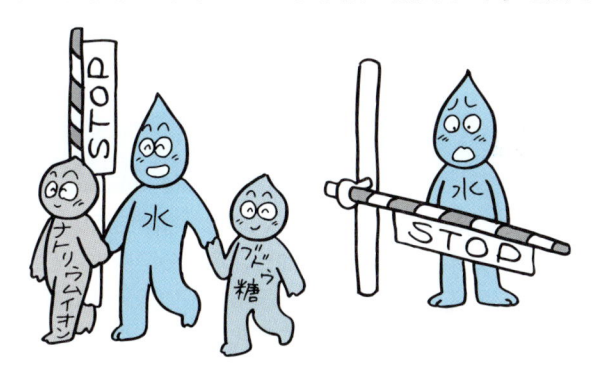

●水分吸収力（受動的）が最大になる組み合わせ

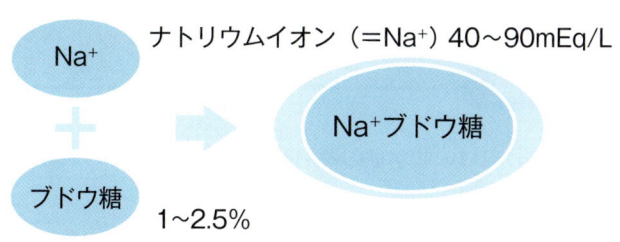

Na⁺ + ブドウ糖 → Na⁺ブドウ糖

ナトリウムイオン（＝Na⁺）40～90mEq/L
ブドウ糖 1～2.5%

※モル濃度比率ではブドウ糖：ナトリウムイオン＝1～2：1になる。

第3章 経口補水療法を理解しよう

経口補水液は、水1Lにブドウ糖20gと食塩3gを溶かした組成である。実際に計算をしてモル濃度比を求めてみよう。

【経口補水液のモル濃度比】

	g/L	分子量	mmol/L	比率
ブドウ糖	20	180	ブドウ糖のモル濃度 $20 \div 180 \times 1000 = 111$	ブドウ糖：ナトリウムイオン $= 111 : 51$ $= 2.2 : 1$
NaCl	3	58.5	NaClのモル濃度 $3 \div 58.5 \times 1000 = 51$ ナトリウムイオンのモル濃度は同量で51	

用語解説

診断的治療（diagnostic therapy）：実際、治療に用いる薬剤を投与して、その疾患に効果を認めたことから、疾患の診断を行う手法。例えば、目の前に意識障害の患者がいて、頭部の画像診断や脳波などの検査をするまで待っていると症状がさらに悪化する可能性がある。このような場合に、ブドウ糖を静脈注射してみると意識がすぐに回復した場合、患者は低血糖発作であったと診断できる。

ポイント解説

● ORSがおいしければ、脱水症の疑いあり、ORSがまずければ正常（診断的治療）の可能性が高い。

4 脱水症の時にお水やスポーツ飲料を摂ると？

　脱水症では体液が不足し、身体の浸透圧が上昇し、口渇中枢が刺激され、飲水行動が起こる。軽度の脱水症であれば、お水やスポーツ飲料を摂取することにより、体液は満たされる。しかし、中等度以上の脱水症では、それでは不十分である。

1 水ばかりを飲み続けた場合

　大量の水を飲み続けると、やがて血管内へ水分が移動する。この結果、体液の希釈が起こり、特に細胞外液の希釈が起こる。細胞外液に最も多く存在する電解質であるナトリウムイオンはその影響を受け、低ナトリウム血症の症状が現れる（水中毒*）。血清ナトリウム濃度が130mEq/L以下になると、全身倦怠感・悪心（吐き気）・嘔吐および傾眠傾向の症状が現れる。さらに、

●真水ばかりを飲み続けると希釈性低ナトリウム血症になる

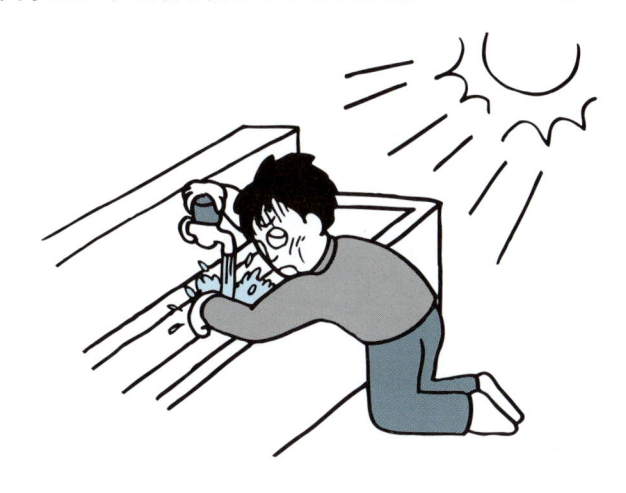

血清ナトリウム濃度が125mEq/Lを切ると意識障害が現れ、けいれんや昏睡に至ることがある。以上のような病状を、希釈性低ナトリウム血症と呼ぶ。

2 スポーツ飲料ばかりを飲み続けた場合

　スポーツ飲料は水に比べて、電解質や糖質が多く含まれている。一方、経口補水液（ORS）に比べて、電解質が少なく、糖質が多い。このため、スポーツ飲料は飲みやすく、口渇時にはかなり大量にスポーツ飲料を摂取する可能性がある。水と同様、飲み続けることにより、水に比べ進行程度は遅いが、低ナトリウム血症を発症する。そして、その他の糖質含有ジュース類も同様であるが、糖質濃度が高いために、高血糖を引き起こす。高血糖になると、血液浸透圧は上昇し、口渇感はさらに増強し、スポーツ飲料を摂取し続けるという悪循環を招く。高血糖が進行すると、意識障害やけいれんを起こし、高血糖性の昏睡を引き起こす可能性がある。また、高齢者では耐糖能（血糖をコントロールする能力）が低下していること、さらには脱水症により高浸透圧の状態にあるために、高浸透圧性非ケトン性昏睡*という病気に陥りやすくなる。この病気は、生命に直結する重篤な状態であり、集中治療管理が必要となる。

●中等度以上の脱水症では甘いスポーツ飲料ばかりを飲み続けても脱水症は改善しない

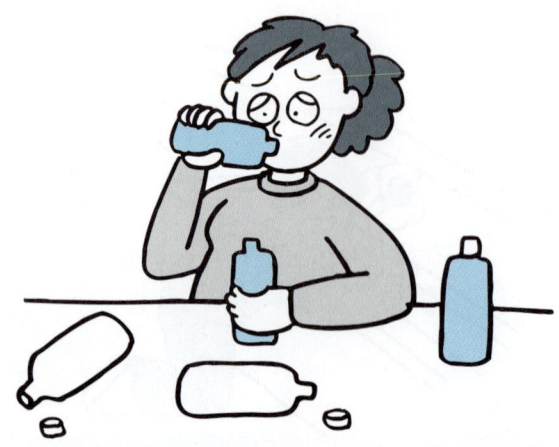

3 水分だけを補うならアルコール以外の飲料で

脱水症でない状態で、ある程度、食事が摂れているけれど、水分補給をしたい時、予防的な水分補給をしたい時は、アルコール以外の飲料であれば、何をとってもよい。コーヒー、紅茶、ハーブティーなどには利尿作用をもつカフェインが含まれているが、通常量であれば、利尿効果よりも水分補給効果が勝る。日常生活における予防的な水分補給はさまざまな飲料で可能である。

用語解説

抗利尿ホルモン不適合分泌症候群（SIADH：Syndrome of Inappropriate secretion of ADH）（別名：水中毒）：脱水症により体液不足になると、体液を増やすために口渇感が増強し水分摂取を増加させる。また、腎臓からの水分排出を抑制し、尿量を減少させる力が働く。この力の発信源は脳にある口渇中枢で、そこから信号が出て脳下垂体から抗利尿ホルモン（ADH：anti-diuretic hormone）が分泌される。この結果、体液が満たされるとADHの分泌が通常量に戻り、飲水行動は正常化して、尿量も通常量に回復する。しかし、なんらかの原因でADHの分泌が継続する状態がある。ADHが継続的に分泌され続けると、いつまでも体液は増え続け、体液希釈が生じ低ナトリウム血症を発症する。この病状が抗利尿ホルモン不適合分泌症候群（SIADH）であり、別名「水中毒」とも呼ばれる。SIADHの原因は脳腫瘍や脳炎など脳の病気であることが多いが、肺がんなど脳以外の病変が原因で起きることもある。治療は容易で、水分摂取制限を行うことが原則であるが、診断が遅れて見逃されている場合が臨床現場でも多くみられる。

高浸透圧性非ケトン性昏睡：高齢者の糖尿病症例が高血糖を伴って昏睡状態になる。症状は、著しい高血糖と高ナトリウム血症に基づく高張性脱水で、血清浸透圧は350mOsm/L以上に上昇（正常は約285）する。高齢者の糖尿病症例に対して、外科手術・高カロリー輸液・急性下痢症・脳血管障害などの疾患の合併・ステロイド薬の大量投与などのストレスが加わった場合に起こりやすい。意識障害のほか、失語・片麻痺・けいれんなどがみられる場合がある。治療は、脱水症を改善するために急速大量に輸液療法を行うと同時に、インスリンを大量投与して血糖値を是正する。

●真水ばかり飲んでも脱水症は改善しない

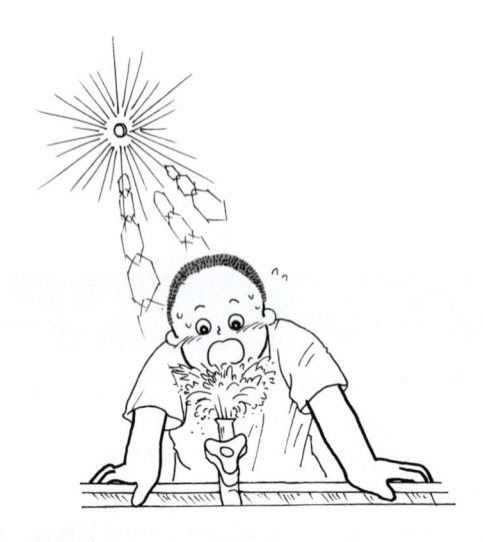

> **ポイント解説**
> - 脱水症には水・電解質補給の正しい知識が必要。
> - スポーツをしていなければ、スポーツドリンクは不要。
> - 脱水症でなければ、ORSは不要。
> - 脱水症でない予防的な補水はアルコール以外の飲料なら何でもOK。

> **一口メモ**
>
> **脱水症の補水に適したスポーツドリンクを選ぶコツ**
> 　スポーツドリンクとは、組成が定義された飲料ではない。含まれている成分も、水、電解質、糖質、時にはビタミン類、アミノ酸とさまざまである。脱水症の補水に適したスポーツドリンクとは、
> 　①電解質、とくにナトリウムイオンが十分に含まれている（Na^+>35mEq/L）。
> 　②浸透圧が体液に等しいか低い（浸透圧<300mOsm/L）。
> 　③糖質、水、電解質以外の組成は含まれていない。

> **一口メモ**

ペットボトル症候群

　スポーツ飲料ばかりを飲み続けた場合に起こる症状を比喩した表現。特に若者で肥満を伴った症例にこのような症状が起こった場合、糖尿病の疑いがあるために精査が必要である。ペットボトルを使用して飲料を飲むことが危険なのではなく、ペットボトルの中身が甘味料である場合の危険性を表現している。なお、医療の世界ではペットボトルという表現は実は学術的には認められておらず、プラスチックボトルという表現が正式な名称として認められている。

お酒を飲むと、なぜ尿量が増えるのだろうか？

　アルコールはほかの飲料に比べ、飲み過ぎてしまい摂取量が多くなる傾向があり、体液が過多になり尿量が増える。しかし、一番大きな原因は、アルコールにより脳下垂体からのADH分泌が抑制されるためである。いわゆる"酔っ払い"は脳下垂体も酔っ払い、うまく機能していない状態と言える。飲み続けるほどに喉が渇き多尿が続き、やがて脱水症となった状態が急性アルコール中毒症である。血中アルコール濃度は高値を示し、脱水症により循環不全を発症して生命的な危機に直面する場合もある。治療は、急速に十分な補水および安静により肝臓でのアルコール分解と腎臓からの代謝を促進させることである。

　アルコール過剰摂取による脱水症に対してもORTは有効である。

●甘いペットボトル飲料ばかりを飲み続けると起こるペットボトル症候群

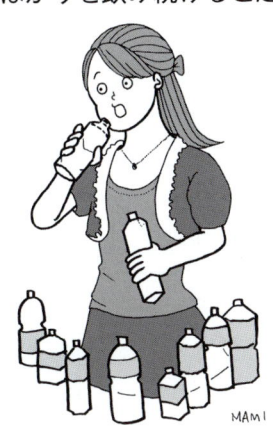

5 経口補水療法の適応と限界

1 経口摂取が可能な軽度から中等度の脱水症に適応

　脱水症の程度はさまざまで、第2章においてその分類に関して述べた。ここでは、脱水症の程度に応じた補水療法に関して述べる。体重変化を伴わないようなごく軽度の体液喪失では、水やスポーツ飲料の摂取で十分に回復可能である。一方、軽度から中等度の脱水症（体重減少率1～9％）になると、市販されているスポーツ飲料等の摂取では回復が不可能となる。さらに、高度の脱水症になると、生命的な危機に直面するために急速に十分な補水療法が必要となる。補水療法も高度の脱水症（体重減少率10％を超える）であれば、無条件で輸液療法が選択される。また、経口摂取が不可能である場合も輸液療法が無条件に選択される。これ以外の場合は、常に経口補水療法（ORT）が選択される余地がある。最もよいORTの適応は、経口摂取が可能な軽度から中等度の脱水症である。このレベルの脱水症は、補水療法が遅れたり、基礎疾患（持病）が悪化したりすれば容易に高度の脱水症に移行する。よって、早期に脱水症の診断を行い、脱水症の程度に応じた適切な補水療法を行う必要がある。

●脱水症に対する適切な補水療法

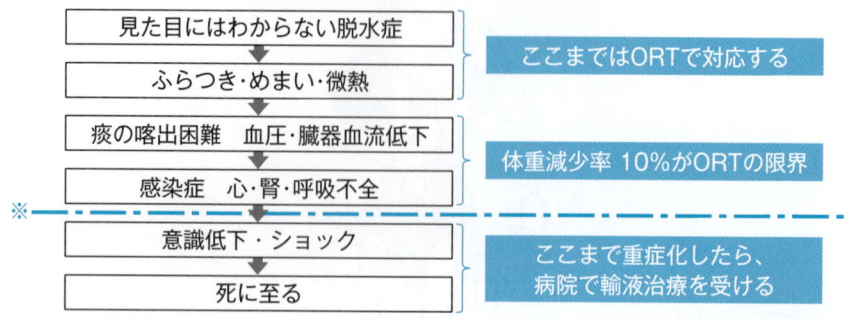

見た目にはわからない脱水症	ここまではORTで対応する
ふらつき・めまい・微熱	
痰の喀出困難　血圧・臓器血流低下	体重減少率 10％がORTの限界
感染症　心・腎・呼吸不全	
意識低下・ショック	ここまで重症化したら、病院で輸液治療を受ける
死に至る	

※ 点線がORTの限界

●各種飲料の選び方（62ページ表参照）

健康な人が、日常生活の中で脱水症の予防に飲むには
　　⇒　アルコール飲料以外なら予防目的に飲むには何でもよい
健康な人が、入浴、スポーツおよび屋外の活動で汗をかいたときは
　　⇒　Naイオンが多めのスポーツドリンク
病気で発熱、下痢、嘔吐による脱水症になったら
　　⇒　ORS
　　医　薬　品：医師の処方箋によりソリタT顆粒
　　　　　　　　中等度ならNaイオン濃度の高い２号顆粒
　　　　　　　　軽度ならNaイオン濃度の低めの３号顆粒
　　特別用途食品：医療従事者の指導でOS-1
　　　　　　　　軽度～中等度の脱水症に適応
　　一　般　食　品：市販されている明治アクアサポート
　　　　　　　　軽度～中等度の脱水状態に適している
　　　　　　　　特別な指導は必要なく、味はリンゴ風味

●塩分喪失量に対する適切な飲料の選択

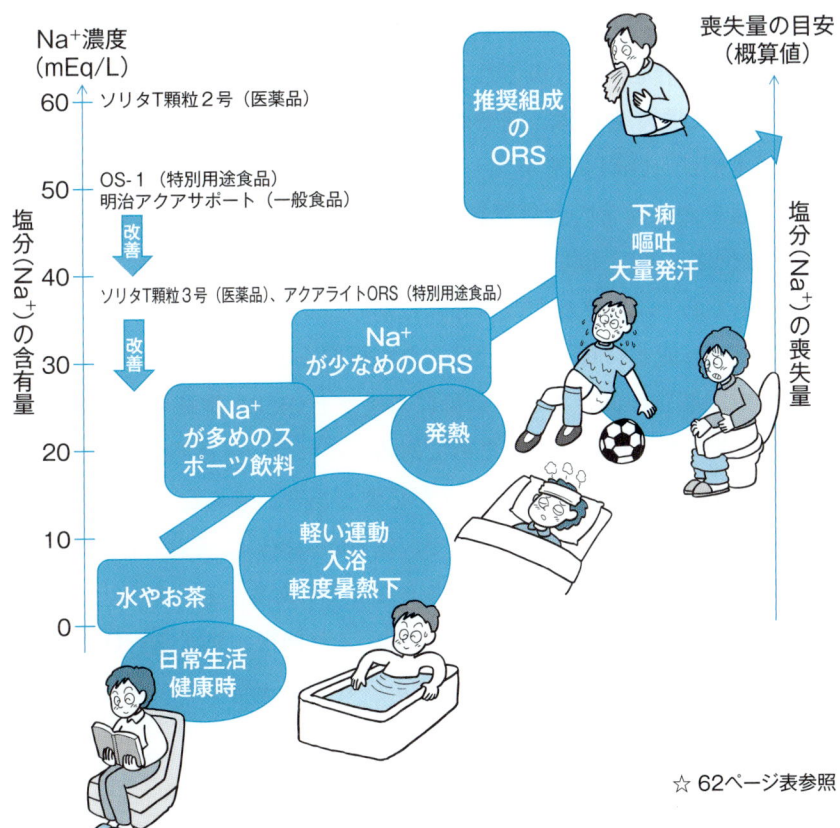

Na$^+$濃度（mEq/L）

- 60 ─ ソリタT顆粒２号（医薬品）
- 50 ─ OS-1（特別用途食品）
　　　 明治アクアサポート（一般食品）
- 40 ─ ソリタT顆粒３号（医薬品）、アクアライトORS（特別用途食品）
- 30 ─ Na$^+$が少なめのORS
- 20 ─ Na$^+$が多めのスポーツ飲料　　発熱
- 10 ─ 軽い運動／入浴／軽度暑熱下
- 0 ─ 水やお茶　　日常生活・健康時

塩分（Na$^+$）の含有量

喪失量の目安（概算値）

推奨組成のORS

下痢／嘔吐／大量発汗

塩分（Na$^+$）の喪失量

☆ 62ページ表参照

2 長期間経口補水療法（ORT）を行わない

　ORTは短期間（数時間～5日くらい）の治療に活用すべきで何日にも及んでORTだけで全身管理を行うべきではない。

①症状が改善しない、あるいは悪化した場合には早急に輸液療法の併用を考慮する

　経口摂取が可能な軽度から中等度の脱水症に対して経口補水療法（ORT）を実施しても、その効果が現れない場合や実施中に悪化する場合がある。持病が悪化した場合も、ORTの効果が認められない可能性がある。そのような場合は、いつまでもORTによる改善を待っていてはいけない。直ちに、輸液療法の併用も判断すべきである。ORTを実施しながら不足分をさらに輸液療法で補う。そのような場合とは、脱水症状の悪化、具体的にはバイタルサイン*の大きな変動と意識レベルの変化である。誤って、このまま経過を見れば、生命的危機が危惧される状況である。

②症状が改善した場合には、速やかに通常食への移行を考慮する

　経口補水療法（ORT）を実施して、その効果が現れ脱水症が改善した場合には、速やかに通常の食事形態への移行を考慮する。ORTは、なんらかの原因で脱水症を起こして通常食事摂取が不可能となった症例に対し実施する脱水治療である。脱水症が改善し、持病のコントロールの目処がたち通常の食事摂取が可能と判断した場合は、食事摂取を優先する。その理由は、体内の水分・電解質が満たされた以降にも漫然とORTを継続すれば高ナトリウム血症を起こす可能性があるためである。これは、腎機能の未熟である小児で起こりやすい現象であり、注意が必要である。さらには、ORTはエネルギー供給としては不足しているので、体力の回復には三大栄養素を中心とした、栄養素の補給を優先すべきであるためでもある。しっかりとした栄養素の供給とORTをうまく組み合わせれば、より回復が早まる。ORTの目的をしっかりと認識した使用法が、安全かつ有効なORTとしての役割をはたすことができる。

◉脱水症が改善したら速やかに通常食に移行する

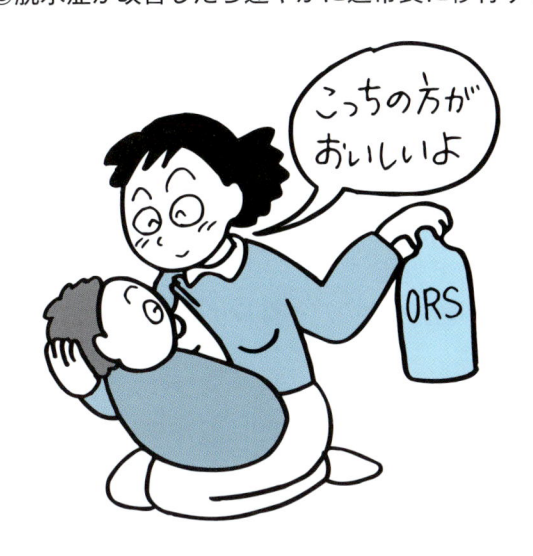

3 乏尿・無尿症例には使用しない

　すべての経口補水液（ORS）には、便中へのカリウム排泄量（35〜45 mEq/L）を考慮してカリウムが含有されているために、乏尿・無尿症例への使用は避けるべきである。一方、ORSは含有カリウム量が少ないために、乏尿・無尿のない症例で下痢や嘔吐が重篤な場合はカリウムの補給が追いつかない場合もあるので、低カリウム血症の発症には十分に注意を払う。

> **ポイント解説**
>
> **ORTの適応を判断する**
> ● 最も良いORTの適応は、経口摂取が可能な軽度から中等度の脱水症である。
> ● ORTにより症状が改善しない、あるいは悪化した場合には早急に輸液療法への移行を判断する。
> ● ORTにより症状が改善した場合には、速やかに通常食にもどす。

用語解説

バイタルサイン（vital sign）：生命（vital）維持を示す兆候（sign）のことを示し、すべての診断で最も優先されるべき検査項目である。身体に変化が起きた時に、まず初めに変化の兆候として現れる項目である。具体的には、血圧・脈拍・体温および呼吸状態などが項目として知られている。脱水症が悪化した場合と改善した場合のバイタルサイン変化を図に示す。

●脱水症のバイタルサインの変化

脱水症の改善 ←
- 血圧↑
- 脈拍↓
- 体温↓
- 呼吸穏やかに

→ 脱水症の悪化
- 血圧↓
- 脈拍↑
- 体温↑
- 呼吸荒くなる

●脱水症治療のフローチャート

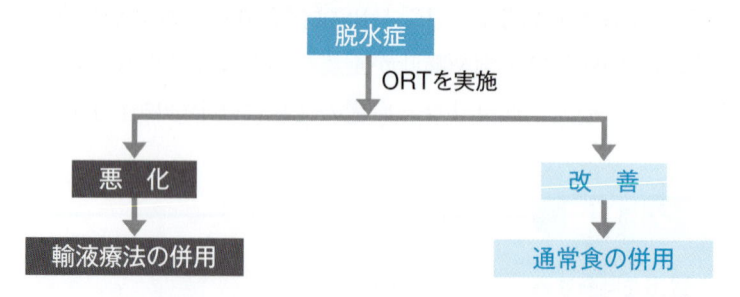

脱水症
↓ ORTを実施
- 悪化 → 輸液療法の併用
- 改善 → 通常食の併用

ポイント解説

- いつまでもORTだけを続けない。
- 体液が整ったら必要な栄養補給を開始する。

6 経口補水療法は優しい、易しい

　医療従事者は経口補水療法（ORT）の理論をよく理解し、その適応および限界の判断を適確に行えるようにする。ORTを適確に活用すれば、医療現場において優しく、易しい医療の提供が可能となる。

1 患者にとって優しい

　ORTは輸液療法に比べ、多くの点で患者にとって優しい医療といえる。

①場所や時間を問わずに治療を受けることができる

　脱水症で夜間に病院を緊急で受診するかどうか迷っている間に、自宅でORTは実施できる。いつでもどこでも可能である。

②輸液による苦痛がない

　輸液療法を受けるには、医療機関を受診し、輸液のために静脈穿刺（せんし：針で血管を刺すこと）を受け痛みをがまんしなくてはならない。また、

●輸液療法は患者に多大な負担を強いる

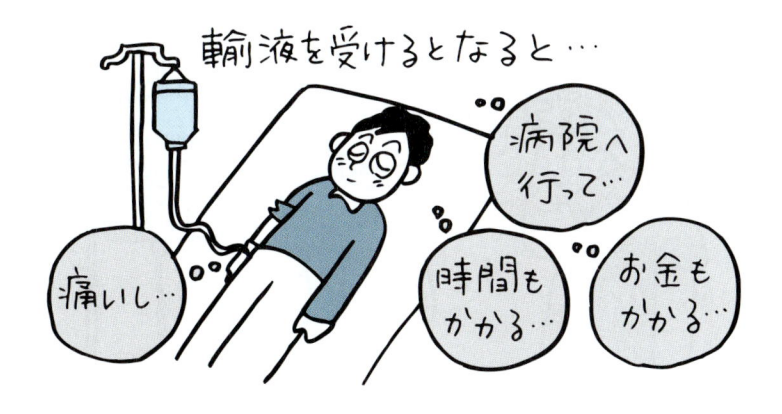

輸液療法を受けている間はベッド上で安静にする必要があり、時間的にも長時間拘束される。それに比べORTは穿刺による痛みもなく、実施中でもある程度は身体の自由が許される。

③ふところにも優しい

輸液療法を受けると、輸液手技料や輸液製剤費用などの医療費が生じる。一方、ORTは脱水症の診断に要する診療費用が必要な場合もあるが、それ以外は経口補水液（ORS）の飲料代のみである。このため、患者負担費用は少ない。

2 医療従事者にとって易しく優しい

①手技が易しい

医療従事者は輸液療法を行う場合、静脈穿刺が必要である。しかし、ORTでは穿刺の必要はなく、患者に十分な説明を実施すればよい。ORTは、すべての医療従事者が容易に実施できる治療法である。

②人的負担に優しい

静脈穿刺の際には、通常医療従事者（実施者と介助者）2名が必要である。小児や安静の保てない高齢者などでは、場合によっては2名以上の医療従事者が必要である。一方、ORTは通常1名で説明し、行うことが可能であり、人的負担が少ない。

●ORTは患者にも医療従事者にも優しい

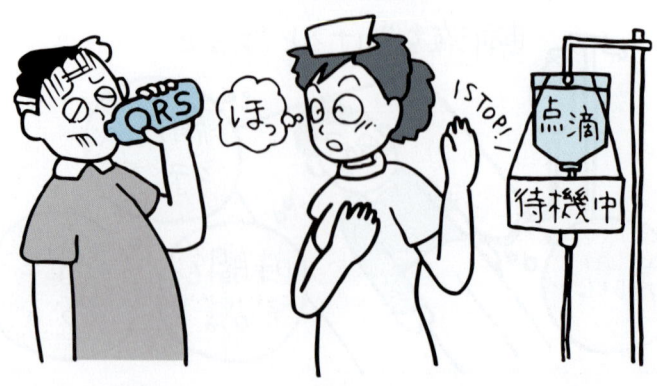

③インシデント*の機会が減少する

　輸液療法は実施中に看護師による監視が必要である。これは適切に輸液療法が実施されていることの確認とそれに伴うインシデントを防ぐためである。ORTに変更することにより、輸液療法の機会が減り、輸液療法に伴うインシデントも減少する。

3 医療経済に優しい

①国全体の医療費を抑制できる
　輸液療法の機会を減らせること、脱水症を予防して重篤な疾患への進展を未然に防げること、医療従事者の負担を減らせることなどから考えると医療現場でORTを活用することで医療費は抑制できる。さらには、輸液療法に伴って発生する多大な医療廃棄物が減少するために、廃棄費用を節約することもできる。

②在宅・介護施設レベルで医師以外の医療従事者による治療が可能
　脱水症に対して在宅レベルにおいて、また介護施設レベルにおいてもORTは活用可能である。ORTは医師以外の医療従事者、看護師・薬剤師および管理栄養士の指導のもとでも行える治療方法である。

③ORTの普及は、国民の脱水症への関心を高める
　ORTに関する知識を医療従事者が十分に理解し、活用することで、ORTを国民に広く啓発することができる。国民にORTを啓発することは、脱水症に関心を持ち、脱水症の早期発見・早期治療の重要性を浸透させることができる。

Q&A

Q. 家にあるORSを飲む時に医療従事者の許可が必要ですか？
A. 理想的には医療従事者の指導が望ましい。
　　しかし、以前に本人が同じ脱水症で指導を受けていて、今回も同じ症状なら保存して家にあったものでも指導なしに使用可能である。

> **一口メモ**
>
> **薬剤の補水による洗い流し（hydration）**
>
> 　シスプラチンという抗がん剤やヨード系の造影剤は腎機能障害を起こす可能性がある。このため、投与後には体内から洗い流す必要がある。この方法として、輸液療法の代わりにORTを行う施設が増えてきている。治療後に輸液療法を行わず、患者は自宅でORTを用い補水（hydration）を行う。これにより、患者はすぐに帰宅可能で病院のベッド利用効率も改善する。ORTは医療経済に優しいのである。

> **用語解説**
>
> **輸液療法に伴うインシデント**：インシデント（incident）とは、英語で「出来事」の意味。日本語として使われている「インシデント」は、重大事故に至る可能性がある事態が発生し、なおかつ実際には事故につながらなかった潜在的事例のことを指す。医療現場では、このインシデントを詳細に分析して対策を立てないと、アクシデントに発展し生命的危機に直面する。
> 　輸液療法に伴うインシデントとは、手技的なインシデント、管理中のインシデント、輸液薬剤に関するインシデントなど多岐に渡り、医療従事者が日々直面している問題である。
> 　**手技的なインシデント**：血管誤穿刺（神経や動脈に誤って針を刺す）、針刺し事故
> 　**管理中のインシデント**：事故抜去、輸液台の転倒、速度間違い、空気誤混入、穿刺部感染、静脈血栓
> 　**輸液薬剤に関するインシデント**：アレルギー反応、処方間違い、投与患者間違い、品質管理ミス（温度、光など）

> **ポイント解説**
>
> ● ORTは患者・医療従事者・医療経済にとても優しく易しい。
> ● ORTは医療を救う。

第 4 章

経口補水液の作り方と活用方法

1 経口補水液(ORS)の作り方

　ORSは、その組成に近似したものをどこの家庭にでもある材料を使って、簡単に作ることが可能である。実際に、市販のORSが入手困難な開発途上国では果物や穀物からORSを作っている。適切に作製された手作りORSであれば、一時的な補水には十分活用できる。しかし、市販のORSとの違いからその限界を知って使用すべきである。

〈簡単なレシピ〉　砂糖20～40g（ブドウ糖10～20g）、食塩3g、水1L

> （メリット）ブドウ糖とナトリウムの濃度比率、浸透圧がORSの理論値に近い
> （デメリット）甘すぎて飲みにくい、カリウムが含まれていない

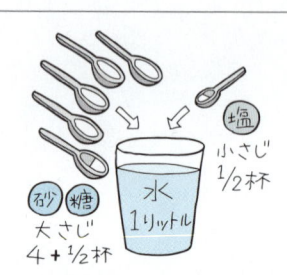

〈本格的レシピ〉　（86ページ表参照）

> （メリット）レモン果汁あるいはグレープフルーツ果汁を添加することで、風味や味覚が改善され、飲みやすくなる。同時に、カリウムを補うことができる。
> （デメリット）反面、果汁が多いと糖濃度が増加し浸透圧が高くなり吸収が悪くなる。

〈手作りORSの使用上の注意点〉
- 素材の計量を間違えると効果が低減したり、かえって症状が悪化する場合がある
- 糖が含有されているため、清潔に作製しないと感染源になる
- ブドウ糖ではなく砂糖を利用するため、吸収には消化（分解）が必要となる
- 無菌的ではないため保存はせず、すぐに使用するべきである
- 適切な濃度のカリウムを配合するのは難しい
- 発汗によるナトリウム喪失型の脱水ならば対応できるが、カリウムを多く失う下痢・嘔吐による脱水には不十分と考える

ポイント解説

● 手作りORSはあくまでも緊急避難的な一時使用に限定。

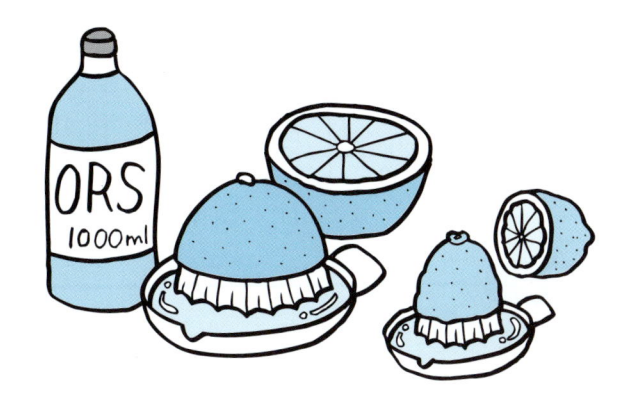

第4章 経口補水液の作り方と活用方法

【手作りORSの組成（果汁を添加した場合も含む）】

手作りORS (砂糖40g 食塩3g/1L)＋添加	炭水化物		ナトリウムイオン濃度		カリウムイオン濃度		浸透圧（実測値）
	(g/100mL)	含有するブドウ糖 mmol/L	(mg/100mL)	mEq/L	(mg/100mL)	mEq/L	mOsm/L
手作りORS（添加なし）	4.0	111	115.0	50.2			226
手作りORS＋グレープフルーツ※10％添加	4.9	111以上	115.1	50.3	16	4.1	278
手作りORS＋グレープフルーツ25％添加	6.2	111以上	115.3	50.3	40	10.3	358
手作りORS＋グレープフルーツ50％添加	8.4	111以上	115.5	50.4	80	20.5	497
手作りORS＋レモン果汁5％添加	4.4	111以上	115.1	50.3	5	1.3	263
手作りORS＋レモン果汁10％添加	4.9	111以上	115.2	50.3	10	2.6	296
手作りORS＋レモン果汁20％添加	5.7	111以上	115.4	50.4	20	5.1	366

▉ はORSのガイドラインに合致する値（ブドウ糖80〜120mmol/L程度、ナトリウム40〜60mEq/L、カリウム20mEq/L、浸透圧は280mOsm/L未満）

※10％添加とは、1Lの水なら果汁100mLを添加したこと

【添加した果汁の組成】

	炭水化物	ナトリウム		カリウム		浸透圧（実測値）
	(g/100g)	(mg/100g)	mEq/L	(mg/100g)	mEq/L	mOsm/L
グレープフルーツ100％（濃縮還元）	6.2	1	0.44	160	41.0	519
レモン果汁（生）	8.6	2	0.87	100	25.6	664

成分値は日本食品標準成分表2010（文部科学省）より

ポイント解説

おすすめの組成
- ブドウ糖：ナトリウムイオン ＝ 1〜2：1の範囲
- 浸透圧 ＜ 285mOsm/L

一口メモ

日本でも経口補水液（ORS）は手作りにすべきか？

　ORSは開発途上国では、家庭で手作りする場合がみられる。しかし、その組成を間違えると補水効果は発揮されず、病状は改善しない。また、カリウムイオン不足も危惧される。このようなリスクをなくすために、ユニセフは安価な経口補水塩のパッケージを普及させた。わが国では、幸い経口補水液に使用する個別評価型病者用食品として、厚生労働省から認可された製品がある。安全性と飲みやすさから、日本ではできる限りこのような製品を利用することが望ましい。

Q&A

Q1. 手作りの場合、炭酸水は使用可能ですか？
A1. 手作りORSの場合、水を炭酸水に変更してもよい。ただし、使用する炭酸水は無糖のものを使用すること。炭酸水のデメリットは、炭酸でお腹がふくれるのでたくさん飲めないことである。
Q2. ほかの果実（スイカやリンゴなど）も可能ですか？
A2. ほかの果実でも可能であるが、著者の経験から、グレープフルーツ、レモンが飲みやすいと考える。
Q3. 医療者の指導は必要ですか？
A3. 食品扱いなので不要である。

2 上手に活用するコツ

　経口補水療法（ORT）を上手に活用するには、ORTに関する正しい知識を持つことである。またORTを上手に活用するコツを心得てほしい。

> 〈ORTを上手に活用するコツ〉
> （1）　一気に飲まないでゆっくりと少しずつ飲ませる（イメージは"飲む点滴"。例えば、500mL/1時間くらいで）
> （2）　ORSの濃度を変えない・凍らせない・他の物（氷や砂糖など）を混ぜない
> （3）　症状が改善しなければ、輸液療法への切り替えを躊躇しない（ORTの限界を心得る）
> （4）　無理に飲ませない。飲める人に飲んでもらう
> （5）　健康な人にはおいしくなく、おいしい人は脱水症の可能性が高い

　また、次の **1** ～ **4** の項目についても知っておくとORTを上手に活用できる。

1 下痢をしても、吐いていても可能

　従来、下痢をしている症例に対する治療方針として「食べたり飲んだりしない」「腸の中を安静にする」「さらに水分を摂ると下痢が悪化する」というような誤った考えが医療従事者にも一般市民にも広がっていた。このため、すでに起こっている脱水症に対する補水治療が遅れ、症状は悪化し、重篤な疾患を引き起こす場合もあった。はたして、本当に下痢の時には経口的摂取は禁忌なのであろうか。

　下痢の症状に関しては、第1章-1の一口メモ（15ページ）でも述べたが、

下痢を発症している状態では、小腸の分泌量が小腸の再吸収能力を上回っている。しかし、多くの研究の結果、下痢を発症している場合でも小腸におけるナトリウムイオン・ブドウ糖共輸送体による水分・電解質の吸収機能は正常に作動していることが明らかになった。この事実が「下痢をしていても経口補水液（ORS）を摂取させる」ことに対する科学的根拠である。例えば、小児がウイルス性腸炎で、1日数十回にも及ぶ下痢をしていても、経口摂取ができるような状態であればORTを行うことができる。可能であれば、下痢による糞便量を計測し、同等量のORSを摂取させることが理想的な治療方法である。近年、急性下痢症の適切な対処法は、絶飲食ではなく、ORTを実施することが推奨されている。決して、下痢をしていても経口的摂取は禁忌ではない。むしろ、絶飲食により補水療法が遅れて、症状を悪化させる可能性がある。

　嘔吐している患者における摂取はどうであろうか。まず、嘔吐の原因疾患が腸閉塞（イレウス）や脳圧亢進などであれば絶対的な禁忌*である。しかし、感染性胃腸炎や風邪に伴うような嘔吐であれば、ORSを摂取することは禁忌ではない。患者本人がORSの摂取に対して苦痛がなければ、積極的に摂取させる。この場合、はじめは一度にたくさん飲ませないで、少量ずつ飲ませて嘔吐しないことを確認しながら摂取させる。その後、嘔吐の症状を悪化させなければ、自由な量を摂取させるようにする。

　2003年に発表された米国疾病管理予防センター（CDC）の「下痢および脱水症を呈した小児に対する適切な治療の7原則」（再掲）を以下に述べる。

〈下痢および脱水症を呈した小児に対する適切な治療の7原則〉
(1) 脱水症の是正には<u>経口補水液（ORS）</u>を使用
(2) <u>経口補水療法（ORT）</u>は可及的速やかに開始する（発病後3～4時間以内）
(3) ORTにより脱水症が是正されたら速やかに患者の年齢に合った、制限のない食事を提供し、栄養補給を再開する
(4) 授乳中の幼児では、母乳は継続させる

(5) 乳児用ミルクを用いている場合は、そのミルクを薄めることは推奨しない。特殊なミルクを用いる必要もない
(6) 下痢で断続的に水分・電解質が喪失している場合、ORSを追加摂取させる
(7) 不必要な臨床検査や投薬は行わない

以上が現在、米国で行われているスタンダードな治療原則である。

●下痢をしていてもORTは有用である

ナトリウムイオン・ブドウ糖共輸送機構
(ナトリウムイオンとブドウ糖で水分の吸収を高める)

↓

炎症性の腸疾患でもこの機能は保たれている
(下痢をしていても機能し続ける)

↓

下痢症例へ使用しても有用!!

●下痢や嘔吐をしていてもORTは有効な治療手段である

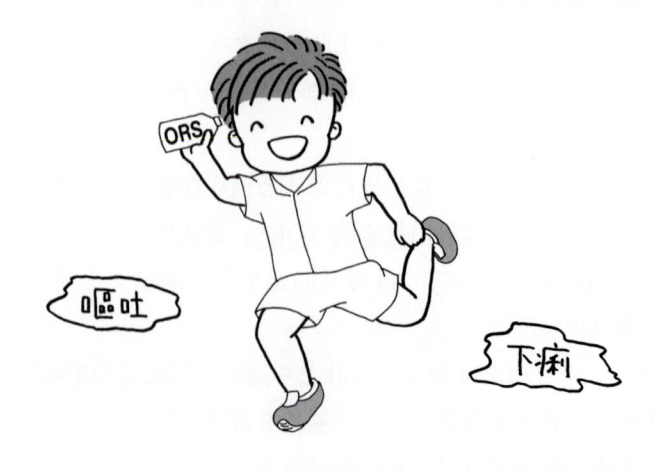

用語解説

ORTの絶対的禁忌：医療の世界で、それぞれの治療法に絶対に行ってはいけない対象があり、特に、絶対に行ってはいけない対象を絶対的禁忌、例外的に行ってもよい対象を相対的禁忌と呼ぶ。ORTの絶対的禁忌は、腸閉塞（イレウス）・意識障害・コントロールの不可能な嘔吐および摂取により腹痛や腹部膨満などの消化器症状が悪化する場合などである。また、相対的禁忌としては、高度の脱水症（10%以上の体重減少）であるが、経口摂取が可能であれば輸液療法と併用して用いてもよい。

ポイント解説

- 脱水症に対する補水は
  体重変化がなければ水やスポーツドリンクで
  体重減少があればORSで
  体重変化が－10%を超えたら点滴で行う。

Q&A

Q1. ノロウイルス感染でくり返す嘔吐があっても飲ませますか？

A1. ノロウィルスでは、最初の4～6時間くらいは嘔吐が続くので、ORSはその間は飲ませないで嘔吐がおさまるまで待つ。嘔吐の間隔が30分以上あいたら、ORSを少しずつ摂取させる。その間、脱水症が進行する可能性があるので、意識が保たれていることを確認する。

Q2. 小児では最初はどのくらいORSを飲ませたらよいの？

A2. ①乳児期の補水方法

乳児なら母乳が十分に出ていれば、飲料による補水に固執する必要はない。母乳が出ない場合にはミルクを、生後2か月を過ぎれば白湯、麦茶、できれば電解質の含まれた乳児用のイオン水およびORSなどの中で乳児が飲みやすい飲料を与える。例えば、コップや器からスポイトやスプーンを用いて少量ずつ上記の飲料を与え20～30mLを30分ごとに、その後少しずつ増やす。十分に摂取できていれば乳児が欲するだけ摂取させる。授乳中の乳児に対しては、母乳は可能な限り継続し人工乳は薄める必要はない。

②幼児期～学童期の補水方法

脱水状態の改善のために、摂取可能になったらORSを最初の3～4時間は100～150mL/hrを目標に摂取させる。その後、下痢や嘔吐の都度、ORSを追加摂取させる。目安量は、体重10kg未満の児であれば1回当たり60～120mLを、それ以上であれば120～240mLを摂取させる。

一口メモ

急性下痢症とは？

「1日に3回以上の軟便または水様便の排泄があること」と定義される。糞便中に喪失する水分量1日あたり5mL/kg（正常便。体重50kgの人で250mL）から200mL/kg以上まで幅がある。急性下痢症の原因は多岐にわたり、胃腸疾患以外の全身感染症の部分症状としても現れる。このため、脱水症の治療を進めつつ、原因疾患の診断を必ず行う必要がある。

糞便の表現

糞便の性状は、含有される水分量により変化する。このため、硬便・軟便・水様便・泥状便のように表現されるが、その定義がいままでは曖昧であった。最近では、キングス・スツール・チャート（King's stool chart）で知られている定義方法が一般に用いられている。

● キングス・スツール・チャートの使い方

① 排便ごとに便の性状と量（目視で推定した重量）を観察し、チャートから該当するアルファベットを選び、臨床記録の排便の欄に記入する。
② 24時間ごとにアルファベットに割り当てられた点数を合計し、1日の排便状況を記録する。
③ 合計点数が15点以上の場合、「下痢有」と判断する。

参考文献：Whelan K, Judd PA, Taylor MA (2004) Assessment of faecal output in patients receiving enteral tube feeding: validation of a novel chart. European Journal of Clinical Nutrition 58:130-137.

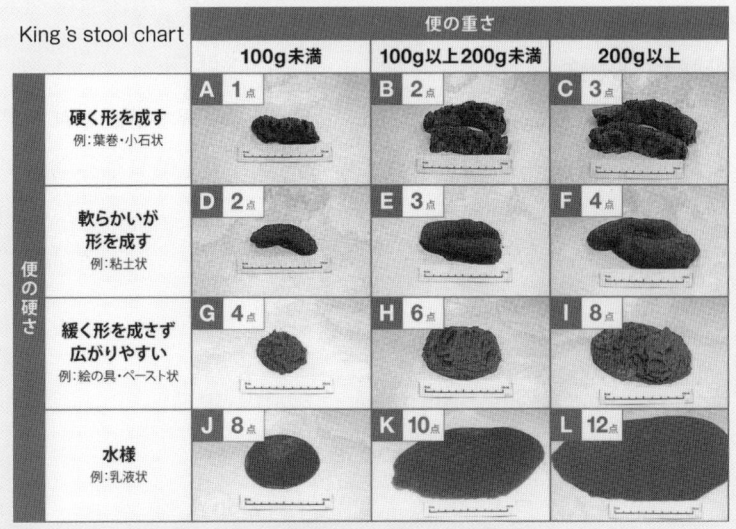

King's stool chart	便の重さ		
便の硬さ	100g未満	100g以上200g未満	200g以上
硬く形を成す 例：葉巻・小石状	A 1点	B 2点	C 3点
軟らかいが形を成す 例：粘土状	D 2点	E 3点	F 4点
緩く形を成さず広がりやすい 例：絵の具・ペースト状	G 4点	H 6点	I 8点
水様 例：乳液状	J 8点	K 10点	L 12点

©2001 King's College London www.kcl.ac.uk/stoolchart（日本語翻訳権：アボットジャパン(株)、翻訳・監修：北里東病院　神経内科）

ポイント解説

下痢や嘔吐している症例でもORTは可能である
- 下痢の場合、ゆっくりと少量から摂取させ、徐々に増やしていく。
- くり返す嘔吐がある時は飲ませない。
- 嘔吐の間隔が30分以上空くようになったらORTを開始する。

2 どこまでアレンジしてよいか？

　ORSを初めて口にした健常人は、たいてい"おいしくない""まずい"と不平を述べる。これは、体液が不足していない状態で、身体が欲していないためである。体液が不足している脱水症の人であれば、おおよそは味に関する不平は出ない。小児の脱水症例では、はじめのうちは摂取をいやがるが、摂取を継続しているうちに自ら摂取量を増やし、むしろ中断するのが難しいような状況も多くみられる。しかし、明らかに脱水症を発症している場合でもORSの味がどうしても合わないこともある。その原因としては、塩辛さに抵抗があったり、甘みが足りなかったり、元来スポーツ飲料が好きでなかったり、冷たい飲料が苦手であったりなどの理由が挙げられる。

①**味覚に対する対応**

　ORSは、ナトリウムイオンとブドウ糖が一定の割合で構成され効果が発揮される。このため、ORSの組成を変えると、水分・電解質補給効果が失われ

●舌各部の味覚感受性の違い

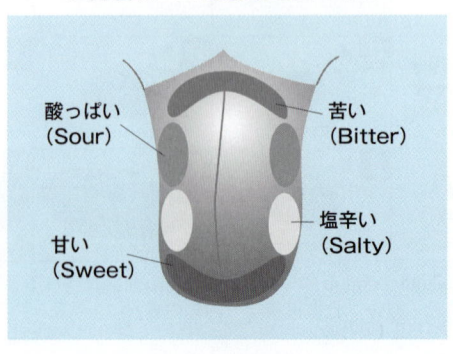

酸っぱい（Sour）
苦い（Bitter）
塩辛い（Salty）
甘い（Sweet）

る。"しょっぱさ"に対する対処方法として以下の方法が挙げられる。

(1) **10度前後に冷蔵する**：舌に触れる際に、冷感により味覚が麻痺され、塩辛みがまぎれる。
(2) **ストローを使用する**：塩をなめた時に感じるような辛いという舌の感覚は主にナトリウムイオンと塩素イオンによって引き起こされる。辛いという感覚は舌の前側部に敏感な場所（塩味センサー）がある。この塩味センサーに触れないように、ストローを使用して舌の奥のほうで味わう方法がある。
(3) **ゼリータイプのORSを使用する**：ゼリータイプのものは、塩辛みが覆われ感じにくくなっている。
(4) **「健常人にはおいしくない」ことを理解させる**：ORTの治療説明を行う際に、ORSは健常人にはおいしくないことをよく理解させる。例えば、脱水症の小児とともに来院したお母さんが飲んでもおいしくないが、小児にはおいしいのである。"おいしい"と思った人がORTの良い適応なのである。

●脱水症患者にはおいしいが健常人にはおいしくない

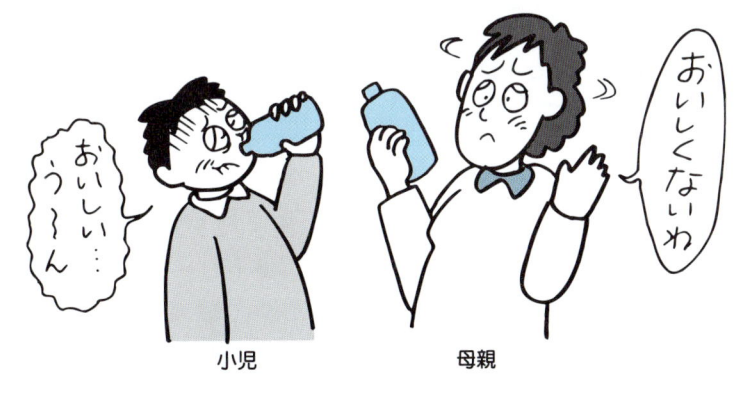

小児　　　母親

②温度に関する対応

高齢者は日頃から温かいお茶を摂取していることが多く、冷たい飲料に対して抵抗感をもつことが多い。ORSは通常、常温で摂取するものであるが、人肌〜40℃程度に加温してもその成分は変化しない。しかし、沸騰させてしまうと、水分が蒸発してORSの組成に変化を来してしまうので注意する。温

める場合はプラスチックボトルから必ず他の容器に移すこと、温めたものは長時間放置しないことを守る。

　一方、小児や成人では、冷たい飲料を好む場合が多い。ORSは10℃前後まで冷やしても、その成分は変化しない。しかし、凍結してしまうと、組成の分布がORSの中で均一でなくなってくる。このため、解凍しながら摂取すると、ORSの成分を保っていない状態になるために、効果が下がるので注意する。

ポイント解説

● ORSの味付けは変えてはいけないが、温度は冷やしてもよいし、人肌程度に温めてもよい。

●ORSは決して凍結させない

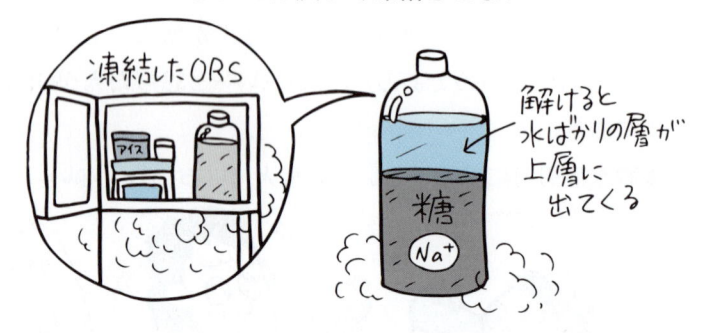

凍結したORS

解けると水ばかりの層が上層に出てくる

糖 Na⁺

③形態に関する対応

　咀嚼（そしゃく）・嚥下障害があるような症例には市販されているゼリータイプのORSが摂取しやすい。ゼリータイプのORSは、小児は飲み慣れているが、高齢者は（チューチューと吸うことに）かえって抵抗感を持つことが多い。このような場合、いったんお皿に移してスプーンを使って摂取してもらうとよい。液体のORSを市販のとろみ剤でとろみをつける方法についてはまだ研究

●ゼリータイプのORS

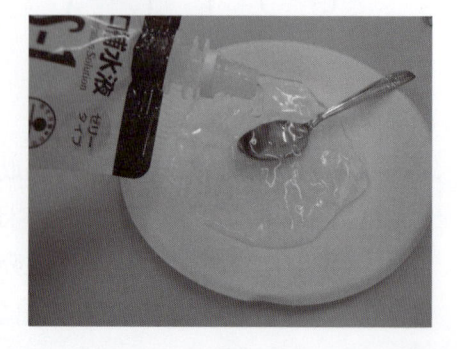

段階であり、その効果が明らかではない。

3 小児に飲ませるポイント

　小児は脱水症を起こしやすいために、ORTの活用範囲は広い。そして、ORTの活用は小児科領域から始まった歴史があり、小児科領域では効果に関しての多くの科学的根拠と使用ガイドラインが示されている。

①ポイントは、保護者にORTを理解してもらうこと

　小児科には小児とともに保護者も付き添ってくるので、治療方針や投薬に関しては、保護者に説明し承諾を得てから治療が開始される。ORTに関しても、患児の保護者に十分説明し、治療方針に納得した上で開始すべきである。病院へ受診に来たのだから、輸液や投薬治療を期待して来院した保護者も多いはずである。それなのに、輸液療法ではなくORTが選択された場合、保護者にORTの知識がなければ混乱をまねく。パンフレットなどを使用して、保護者にORTに関して十分な説明を行う。説明の内容は、ORTの飲ませ方や期待される効果および治療限界までも含めて説明する。特に、はじめてORTを経験する保護者の説明には時間を費やし試飲もしてもらうことが望ましい。

②小児には、小さいコップ（おちょこ）で飲ませる

　わが国では、小児が下痢や嘔吐を起こした場合、いまだ飲食を控える傾向にある。よって小児科を受診する患児は、受診前までは保護者の判断で、飲食を控えさせられていた患児が多いと考えたほうがよい。この状況で、ORSの摂取を許可すると、患児は待っていましたとばかりに、一気に摂取する可能性がある。ORSを一気に摂取すると、急激に体内に吸収され、抗利尿ホルモン（ADH）の分泌が抑制されて多尿となる。このような摂取方法をすれば、期待される補水効果が得られずに、体外へ体液が多く排出されてしまう。成人であれば、ORSの摂取方法を説明し、理解してもらえるが、小児ではそうはいかない。小児へのORS提供方法としては、プラスチックボトルに直接口をつけて飲ませるようなことはせずに、小さなコップを準備して、注

ぎながら飲ませるようにすると一気飲みを予防できる。そのようなコップが身近にない場合には、ORSのプラスチックボトルのキャップを"おちょこ"のように使って飲ませる方法もある。

③いつまでもORSばかりを飲み続けさせない

　脱水症を発症していて、飲食を控えさせられていた小児にとって、提供されたORSは非常においしく感じるものである。小児は、一度おいしいと記憶した飲食物に対しては、継続して摂取しようとする傾向がある。このため、ORSを提供し続ければ、保護者がやめさせない限り、自ら摂取を中断しない。患児は、ORTにより脱水症が改善され、調子が良くなれば、食欲も回復してくる。食欲が回復すれば、それに伴いORSの摂取量も増えてくる。保護者がいつまでもORSばかりを提供して摂取し続け、その期間が長引くと弊害が出てくる。過去に最もよく認められた弊害は高ナトリウム血症であるが、わが国で提供されるORSはナトリウム濃度が低めの組成であるために、高ナトリウム血症を起こす可能性は少ない。しかし、ORSはエネルギーはほとんど入っておらず、ビタミンやアミノ酸・脂肪などの栄養素も入っていないので、体力の回復のためには、速やかに通常食の摂取に切り替える必要がある。

●小児はいつまでもORSを飲み続ける傾向があるので注意をする

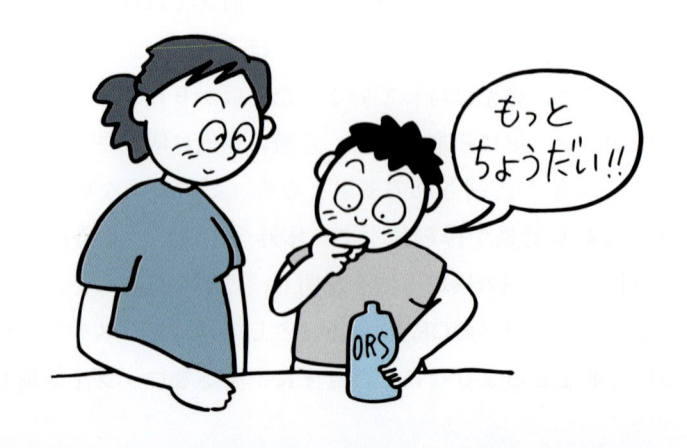

> **ポイント解説**
>
> ❶まず、保護者にORTを理解してもらう。
> ❷脱水症であれば、下痢をしていても、少しくらい吐いていても少量ずつ飲ませてみる。
> ❸良くなっても飲み続けることがある、どんどん飲めるようになったらいつまでも飲ませない（食事・ミルク摂取へ移行）。
> ❹症状が良くならなければ輸液療法へ移行。

4 高齢者に飲んでもらうポイント

　高齢者は小児と同様に脱水症を起こしやすいために、ORTの活用範囲が広い。認知症の程度が高い高齢者は、小児の場合と同様に考えた対応が必要である。一方、通常の高齢者では、スポーツ飲料のような飲料を飲み慣れていない場合も多く、飲んでもらうには工夫が必要である。

　高齢者に対してORTが実施可能な条件として、次の項目が挙げられる。

> (1) 意識が保たれていること（ただし、認知症でも介助により可能である）
> (2) 経口摂取が可能であること（嚥下障害のある場合でも、ゼリータイプによる対応が可能である）
> (3) 腸管機能が正常であること（腸を使用しても大丈夫な状態である）
> (4) 生命に関わるような脱水状態ではなく、ゆるやかな治療計画で対応可能であること（目安として、脱水症による体重減少率が10％を超えていない）
> (5) 介護職員がORTの知識を有していること（<u>絶対条件</u>）

①ポイントは、ORTを本人に理解してもらうこと

　高齢者は脱水症になりやすいものの、自覚症状に乏しい場合が多い。この

場合、なぜ自分が補水療法を受ける必要があるのかという理由を理解してもらう必要がある。必要性を理解してもらったら、続いて、自分が輸液療法ではなくてORTの適応になった理由を理解してもらう。高齢者に対するORTの利点としては、「苦痛が少ない」、「入院拘束されない」、「医療費負担が少ない」、「生理的な治療方法」などが挙げられる。

②ORSに慣れてもらう

高齢者は、お茶やお水を摂取することには慣れているが、プラスチックボトルに入った飲料を摂取することに慣れていない。スポーツ飲料を摂取することに抵抗を示す場合もあるので、ORSの組成を含めて説明する必要がある。できれば、その場で試飲してもらい、不安を払拭しておくことが望ましい。そして、冷たい飲料を飲み慣れていない場合も多いので、人肌程度に温めて摂取してもよいことを付け加えて説明するとよい。また、量的にも1,000mLも摂取することに対して抵抗を示す場合もあり、このような時には体液がどの程度不足しているのか、通常でも1,000mL程度の飲水を無意識のうちに行っていることを説明する。

③持病の存在に注意を払う

高齢者は、脱水症の他に持病を有している場合が多いので、ORTを実施する際には注意を払う。特に「咀嚼・嚥下障害」、「心不全」、「高血圧」、「糖尿病」等の持病の合併を見逃さないようにする。

1）咀嚼・嚥下障害

この場合、液体であるORSを摂取させるには誤嚥の危険もあり、十分な補水量を摂取できない可能性がある。半固形に工夫されたゼリータイプのORSが市販されている。いずれにしても、十分な補水ができない可能性が高いと想定して、脱水症が改善しない場合は輸液療法の併用も考慮すべきである。

2）心不全

心不全を持つ高齢者は、医師から水分制限の指導を受けていたり、治療薬として利尿剤を内服していたりする場合が多い。このような場合に、ORTを活用するには医師の指導の下に実施することが望ましい。適切な摂取量と利尿剤の使用方法を指導してもらい、ORTで対応できるかどうかの判断も

医師がすべきである。心不全だからと言って、ORTが絶対的禁忌となるのではなく、軽度の脱水症であれば慎重な実施によりORTでも脱水症を改善できる場合も多い。心不全症例が脱水症になった場合には、輸液療法でも慎重な治療が要求される。

3）高血圧

高血圧を持つ高齢者は、医師から塩分制限を受けていたり、治療薬として利尿剤を内服していたりする場合が多い。ORSは通常の飲料に比べて、その組成には塩分が多めに含まれている（1,000mLに約3g）。これは、水分・電解質吸収を効率的に行うためである。そもそも、脱水症になるような状態では、食事摂取量も飲水量も減少している。よって、体液中のナトリウムイオンは欠乏している場合が多い。たとえ、塩分制限を受けていたとしても、脱水症を発症しているような場合は、塩分も摂取できていないと考えられる。脱水症を治療するために、ORSを治療として数日間摂取させるだけであれば、高血圧の悪化を心配する以前に、脱水症の治療を優先すべきと考え、ORTを実施することは間違いではない。ただし、脱水症が改善して、食事摂取も可能になっているにもかかわらずORTを継続していれば、ナトリウム過剰摂取の悪影響が出てくるので注意を要する。漫然とORTを継続するのではなく、症状や1日のナトリウム総摂取量を考慮してORTを実施すべきである。

4）糖尿病

糖尿病を持つ高齢者は、熱量（エネルギー）制限を受けている。ORSには、糖分も含まれているために（1,000mLに20gのブドウ糖）、大量摂取では熱量過剰になりうる。しかし、これは高血圧の場合と同じで、たとえ、熱量制限を受けていたとしても、脱水症を発症しているような場合には、熱量も摂取できていないと考えられる。このような場合は、脱水症の治療を優先すべきであり、脱水症が改善され食事摂取が可能になった時点で、熱量制限を考慮する。特に、糖尿病である高齢者で脱水症を起こした場合には、急速に病状が悪化して生命的な危険に直結する。また、高浸透圧性非ケトン性昏睡（71ページ参照）への進展を常に念頭に置き、早期に脱水症の治療を行うべ

きである。

> **ポイント解説**
> - 1）〜4）に加え、持病を考慮してORTを実施する。
> - 塩分・水分制限のある症例でも脱水症の時は、塩分も水分も不足している。
> - 通常の食事が摂取できるようになったら速やかにORTから移行する。
> - 介護職員がORTの知識を持っていることが絶対条件。

> **一口メモ**
>
> **病院で受ける点滴に含まれる塩分は？**
>
> 　脱水症で病院に行くと、点滴（輸液療法）が実施されることがある。通常は細胞外液補充液が使われる。この輸液に含まれる塩分は1リットル当たり9gである。ORSに比べて点滴では多量の塩分が投与されているのがわかる。

> **Q&A**
>
> **Q.** とろみ剤はなぜ添加してはいけない？
> **A.** とろみ剤の成分は製品ごとに一定でない。デキストリンなどの多糖類が含まれていたりナトリウム、カリウムなどの電解質も含まれている。このため、ORSと混ぜた場合に、ブドウ糖とナトリウムイオンの濃度比率に変化を与えてしまう。

3 臨床現場における活用方法

　臨床現場ではいろいろな場面において経口補水療法（ORT）が活用されている。臨床現場でORTは、医師から脱水状態の補水療法として指示された場合に実施する。1日当たりの摂取量の目安は以下の通りであるが、脱水状態に応じて適宜増減してORSを摂取する。

●具体的な経口補水液の処方目安

- 学童～成人（高齢者も含む）：500～1,000mL(g)/日
- 幼児（1～6歳）：300～600mL(g)/日
- 乳児（1歳未満）：体重1kg当たり30～50mL(g)/日

[高齢者の処方例]

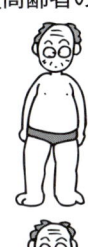

Case 1）50kgの高齢者が1～2％の体重減少を伴う脱水症
経口が可能であれば
経口補水液500mLをゆっくりと摂取してもらう

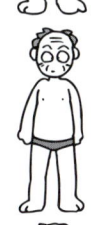

Case 2）50kgの高齢者が3％～9％の体重減少を伴う脱水症
経口が可能であれば
経口補水液1,000mLをゆっくりと時間をかけ摂取してもらう

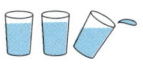

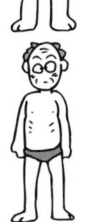

Case 3）50kgの高齢者が10％以上の体重減少を伴う脱水症
輸液治療が第一選択となる

1 小児科領域

　小児科領域は、最もORTが効果的に活用されている分野である。小児の場合、小児科救急外来でも一般の小児科外来でも下痢・嘔吐および発熱に対して活用されている。

①「下痢・嘔吐には絶飲食」の時代は終わった

　急性胃腸炎に伴う、下痢や嘔吐に対して、一昔前は"絶飲食"や"おかゆなどなら可能"というようなあまり食べてはいけないような対応がとられていた。しかし、このように食べない状況では、まったく補水療法ができていない状態が長く継続していたことになる。最近は、下痢や嘔吐をしていても絶飲食にはせず、適切にORTを実施すること、また脱水症改善後は速やかに普通食に切り替えることという方針に変化してきた。2003年に発表された米国疾病管理予防センター（CDC）のガイドラインでは小児の軽度から中等度脱水状態に対し積極的なORTの活用を推奨している（第4章−2−1参照）。

●脱水症への対応の変化

以前は「下痢・嘔吐があれば絶飲食にして輸液療法」

現在は「脱水症の補水を経口的に行う」

さらには「脱水症が是正されたら、年齢にあった非制限食（普通の食事のこと）を与える」

②小児科外来では、脱水症患児が多く訪れる

　小児科外来には、脱水症の治療を目的に受診する患児と保護者を多く目にする。これは、小児は急性胃腸炎や風邪で、下痢・嘔吐および発熱の症状を伴い、脱水症になることが多いためである。なかには、高度の脱水症を発症していて、すぐにも輸液療法を実施しないと、死に至るような症例もある。

しかし、小児科外来に来ている脱水症のほとんどは輸液療法を行えば、その日のうちにも改善して帰宅できるような症例である。この程度の症例は、もちろんORTでも十分対応が可能である。混雑が激しく、診察待ち時間が長いような医療機関で、待ち時間を利用してORSを摂取させ、診察の順番がくる前までに脱水症が改善されていたというようなエピソードも報告されている。

●診察待ちの間にORSを飲んで改善して帰る患者も多い

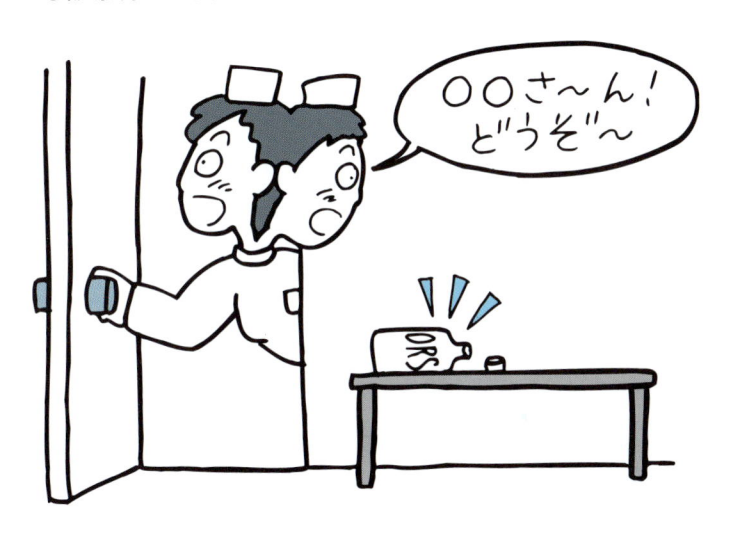

③ORTを有効に活用し、緊急度の高い救護対象に労力を

　小児科領域では、現在、医療設備や医療従事者の労働力に限りがある。このような状況で軽度の脱水症例に多くの設備と労力を費やすことで、労働力がとられ重篤な症例への対応が不十分になることがある。重篤で迅速な脱水症治療が必要な症例をトリアージ*して救い出し、軽症例はORTを活用できれば、医療資源を有効に活用できる。また、一般市民にORTを啓発することにより、軽度の脱水症であれば、小児科外来に来る前に家庭で治療できるようになり、医療従事者の負担も軽減される。

> **用語解説**
>
> **トリアージ**：災害医療で用いられる用語。人材・資源の制約の著しい災害医療において、最善の救命効果を得るために、多数の傷病者を重症度と緊急性によって分別し、治療の優先度を決定すること。語源はフランス語の「triage（選別）」から来ている。

④脱水症の小児は輸液療法が難しく、迅速に治療可能なORTを優先すべき

　小児では身体が小さく血管が細いため、通常時でも血管（輸液ルート）確保が難しく、高度な技術を必要とする。さらに、小児が脱水症を起こした場合は、体液の減少に伴いより血管が細くなりさらに血管確保が難しくなる。小児に輸液ルートを確保する場合、泣いたり暴れたりする場合も多く、それに加え保護者の目もあり、相当慣れた医師でないと輸液ルート確保は難しい。一刻を争うような緊急時では、"静脈切開*"や"骨髄輸液*"という専門

●救急現場における小児の血管（輸液ルート）確保

［輸液療法だけを活用する場合］

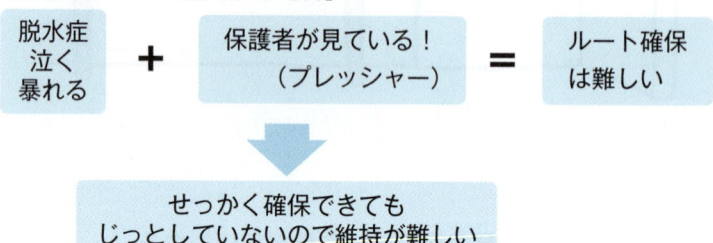

脱水症・泣く・暴れる ＋ 保護者が見ている！（プレッシャー） ＝ ルート確保は難しい

↓

せっかく確保できてもじっとしていないので維持が難しい

［ORTを活用する場合］

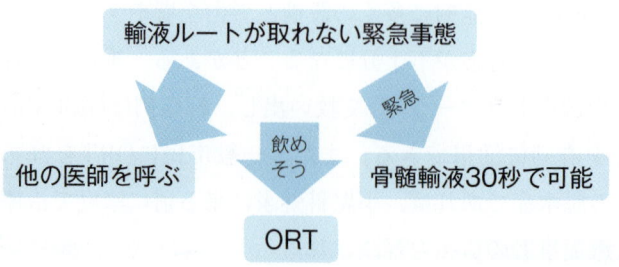

輸液ルートが取れない緊急事態

→ 他の医師を呼ぶ
→ 飲めそう → ORT
→ 緊急 → 骨髄輸液30秒で可能

的な手段がとられる。しかし、経口摂取が可能であるような状況であれば、ORTが最も迅速に開始できる補水療法と言えよう。

◉無理して輸液をしなくてもORTで対処可能な脱水症が多い

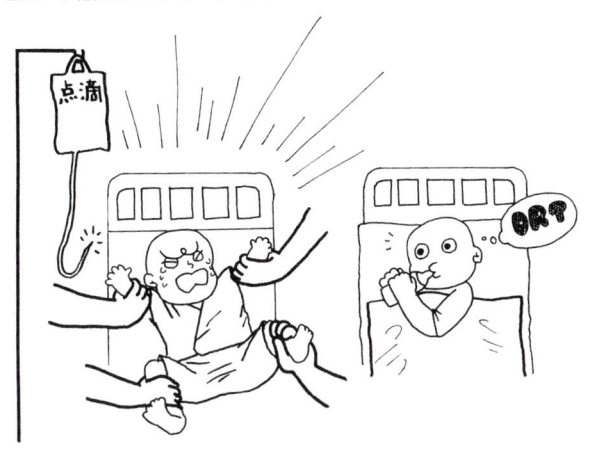

ポイント解説

● 小児科領域のORTは容易に迅速で効果的。

用語解説

静脈切開：小児や血管の確保が難しい症例では、輸液ルート確保に難渋する。このため、確実に血管を確保するために、皮膚を切開して、血管を露出する。露出された静脈に切開を入れ、そこに直接輸液穿刺を行う方法を静脈切開と呼ぶ（一種の手術と言える）。

骨髄輸液：緊急に輸液ルートが必要な場合、静脈切開の時間も待てない。そのような場合、下腿の脛骨（すねの骨）前面に太い針を刺し、骨髄内に輸液をする。この方法を骨髄輸液と呼び、骨髄液が豊富な小児では、穿刺も行いやすく、血管内投与とまったく同様に輸液ルートとして使用できる。救急領域で、よく行われる手技である。

2 介護施設・在宅高齢者

　介護施設や在宅で介護を受けている高齢者には脱水症が多く認められ、ORTの威力を発揮できる分野である。しかし、介護者の知識不足や、コストの問題で普及していない。

①潜在的な脱水症が介護施設・在宅高齢者には多いことを知っておく

　介護施設や在宅で介護を受けている高齢者では、周囲が気がつかないうちに脱水症を起こしている症例が意外と多い。わが国の高齢者介護施設では、入所者の約30％が潜在的な脱水症であるとの報告もある。このような症例では、持病を有している症例も多く、脱水症が引き金となって、持病の重篤化の危険がある。脱水症は夏場に限らず、どの季節でも発熱・下痢・嘔吐および食事摂取量の低下などが一日以上継続した場合に起こると考えてよい。介護者は、高齢者が脱水症を起こしやすい理由を理解し、高齢者が脱水症を起こした際の早期兆候を見逃さないようにする（第2章-8）。そして、介護者は高齢者の脱水兆候を発見したら直ちに適切な方法でORTを実施する（第4章-2-4）。これにより、脱水症の改善を行い、持病の悪化を防ぎ、介護施設・在宅レベルでの治療が可能で病院の受診機会が減る。ORTは介護施設や在宅でも場所や時間を問わず可能な治療法である。

●入所者の3割は脱水症と考えるべき

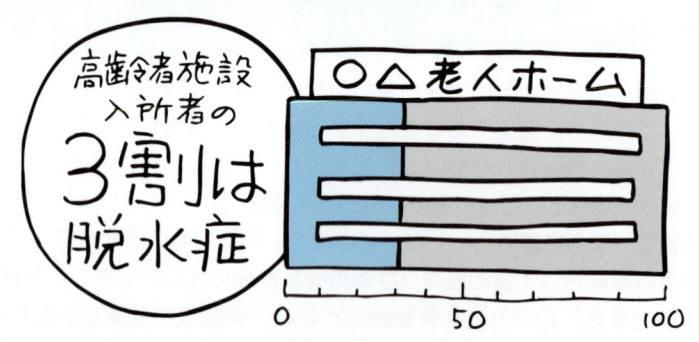

②ORSが手に入らなければ、手作りORSを提供してもよい

　介護施設や在宅ではORSの入手方法がわからなかったり、購入費用の都合

がつかないことがある。この場合、塩と砂糖を使って、手作りのORSを作製してもよい（84ページ参照）。市販のORSに比べ、味はおいしくはないが、脱水症に対する効果は水やお茶に比較すれば高い。ここで注意すべきことは、組成を厳守することと、カリウムが入っていないために下痢や嘔吐が多い症例では低カリウム血症を起こす可能性があることである。あくまでも、対処的に、軽度の脱水症例に短期間であれば実施できるものと考えておくべきである。日本国内ではORSが市販されているのでできる限り市販のORSを利用するように心がける。

> **一口メモ**
>
> **ORSは胃瘻（ろう）からの投与も可能**
>
> 　胃瘻による栄養管理を受けている症例は、水分不足を生じやすい。理由は、経腸栄養剤が高浸透圧であり、含水率が60〜80%とやや低めに調整されているためである。このような場合、ORTを活用することで効果的な補水療法が可能である。ただし、経腸栄養剤とORSの配合により沈殿物を形成する場合があるので、経腸栄養剤と同時に投与することは避け、時間をずらして投与したほうがよい。著者らの研究では経腸栄養剤投与前にORSを投与しておくと、経腸栄養剤の吸収がよいことが判明した。

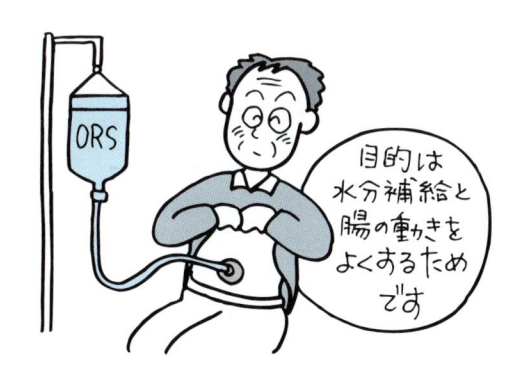

③おやつの時間を有効に活用してORSを摂取

　一般に、介護施設や在宅の高齢者は、お茶やお水は飲んでも食事の喫食率

があまり高くない。このため、食事摂取により補うべき電解質（ナトリウムイオン、カリウムイオンなど）が不足している場合が多い。十分に食事を摂ることのできる健康な高齢者であれば、おやつの時間はお茶やお水を提供すればよい。しかし、食事の喫食率が低下している高齢者には、電解質を補給できるような飲料を提供すべきである。少量で、効率的な電解質補給を考えた場合、ORSが最も適したおやつの時間にも提供すべき飲料である。

●おやつの時間を利用してORSを摂取してもらう

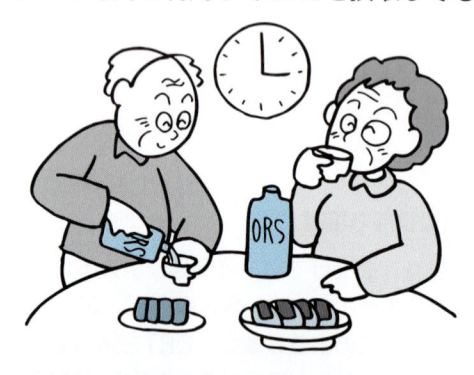

④ORTは通常の水分摂取に比較して頻尿になりにくい

高齢者を対象にした研究ではORSの水分保持能力が高いことより、頻尿になりにくいことが明らかになっている。

一口メモ

食事摂取量の少ない高齢者は低ナトリウム血症にも注意

一般に、高齢者が高血圧や心不全を基礎疾患として有している場合、「塩分を控えめに」という医師からの指導が浸透している。食事摂取が十分にできる高齢者であれば、塩分も十分に摂取しているはずであり、疾患を悪化させないためには塩分制限が必要である。しかし、塩分を控える必要のない高齢者が、食事はそれほど摂取していないのにもかかわらずお茶やお水ばかりを摂取していると、塩分不足が起こり、低ナトリウム血症を発症する。低ナトリウム血症は意識障害やけいれんなどを起こし、重篤化すると昏睡にいたる病気であり、注意が必要である。

●水分・塩分制限症例でも食事摂取量が減少している脱水症にORTは良い適応

> ORSには3g/1Lの塩分が含有されているので塩分制限にはORTは使用できない？
>
> 食事摂取量が減少すれば、塩分摂取量も減少している。
>
> 食事摂取量が減少して、液体なら摂取できる症例の脱水症にはORTは良い適応である

⑤ **便秘の改善**

　脱水傾向の人は補水により便秘が改善することが報告されている。一方、水分が十分にある人の便秘には補水による改善効果は明らかにされていない。

ポイント解説

- ●介護施設・在宅等では、介護者が脱水症を早期にみつけ出しORTを行う。
- ●高齢者は潜在的な脱水である。

3 術前経口補水療法（POORT：preoperative oral rehydration therapy）

　手術中および手術前後の期間を総称して周術期（perioperative period）と呼ぶ。周術期はORTとは縁がないように見えるが、実は大変活用できる分野である。ORTは周術期の体液管理として、輸液療法と同等の水分・電解質補給効果を期待して活用することができる。特に手術前は脱水症であるために、ORTは、多くの利点が認められ、わが国で急速に普及しつつある。

①わが国の術前体液管理は輸液療法が主流であった

　わが国では、手術前の絶飲食*期間は長期間で、手術前の体液管理は輸液療法が主流であった。病院では、手術前に輸液を受けている患者の姿がよく見かけられた。その理由としては、全身麻酔を施行する際のマスク換気や喉頭展開という処置により胃内溶液が口の中まで逆流して肺に胃内溶液が入りこみ誤嚥(ごえん)を起こす危険があると考えられていたためである。しかし、飲む"時間"と飲む飲料の"種類"を守れば、安全であることが明らかになった。近年、多くの科学的根拠が示され、それに従い手術前の絶飲食期間は見直されてきた。欧米の各麻酔科学会は術前絶飲食時間のガイドラインを改訂し、現在では主に固形物は手術6時間前まで、飲料（clear fluids：清水・水や炭酸飲料、牛乳を含まないコーヒー、紅茶、食物繊維を含まないジュース、炭水化物含有飲料など）は手術2～3時間前までの摂取を可能としている。

【各国麻酔科学会ガイドラインより示さている術前の絶飲食時間】
　　　　　　　　　　　　　　（ただし、救急疾患や消化管狭窄疾患は適応外）

国　名	絶飲食時間の目安（数値の単位は時間）	
	飲料：clear fluids[注1]	固形食物：light meal[注2]
英　国	3	6－8
カナダ	2	6－8
米　国	2	6
ノルウェー	2	6
スウェーデン	2	術前深夜より
ドイツ	2	6
日　本[注3]	2	目安として6－8

注1）clear fluids（清水）とは次の①-④の飲料のことを指す。
　　①水・お茶および炭酸飲料、②ミルクを含まないコーヒー・紅茶、③食物繊維を含まないジュース、④経口補水液のような炭水化物含有飲料。
注2）light meal とは、トーストを食べ清澄水を飲む程度の食事のことを指す。
注3）日本麻酔科学会において術前絶飲食ガイドラインが2012年7月に公表された。
　　（http://www.anesth.or.jp/guide/pdf/guideline_zetsuinshoku.pdf）

> **用語解説**
>
> **絶飲食（N.P.O.）**：臨床現場では、NPOという略語が用いられる。これは特定非営利活動法人（NPO）のことを示すのではない。絶飲食をラテン語で表記すると、"Nil Per Os"と表せるために、この頭文字をとってN.P.O.を略語として用いている。絶飲食とは、その期間に経口的な飲食の禁止を意味する表現である。

> **一口メモ**
>
> **絶食しても飲水しても2時間経過すれば、影響はなし**
>
> 胃内容を減らす努力として、絶飲食期間を長くとる努力がなされてきた。しかし、飲水をしても2時間経過すれば飲水の影響はまったくなくなることが明らかになった。さらに、興味深いことは、絶飲食に比べて、飲水した場合の胃内容量はむしろ減少していることも解明された。
>
> （資料：Cochrane Library 2009）

②手術前は"脱水症"

　手術前は、お腹の中に便および食物残渣を残さない目的で、絶飲食と緩下剤投与をしてきた。この理由は第一に腸の手術を行いやすくするため、第二には手術中に便が出て、手術器具や手術している場所を汚さないようにするためである。半日以上、飲食ができず緩下剤投与で下痢をくり返せば、どんな健康な人でも脱水症になる。このように、手術前はほとんどの患者がいわば"脱水症"状態であり、なんらかの補水療法が必要になる。

コラム

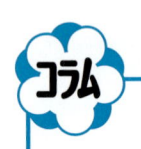

術前経口補水療法（POORT）の歴史

泌尿器科から導入 → 単施設研究 → 全科へ普及 → 多施設研究 → 全国へ!! 約500施設 先に、ヨーロッパのガイドラインに掲載（2012年） → 日本のガイドライン作成

2005年　2007年　2008年　2010年　2012年

神奈川県立がんセンター

全国へ

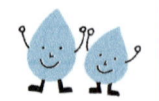

● 2011年に発表された、ヨーロッパ麻酔科学会の周術期の飲食に関するガイドラインの中で著者らの論文が引用され、次の2点が取り上げられている。
  ・術前経口補水療法の安全性
  ・術前経口補水療法の有効性

GUIDELINES

Perioperative fasting in adults and children: guidelines from the European Society of Anaesthesiology

Ian Smith, Peter Kranke, Isabelle Murat, Andrew Smith, Geraldine O'Sullivan, Eldar Søreide, Claudia Spies and Bas in't Veld

European Journal of Anaesthesiology 2011, Vol 28 No 00

5.1. Carbohydrates versus clear liquids or intravenous infusion

Taniguchi et al.[28] investigated the safety and effectiveness of oral rehydration as compared with intravenous rehydration prior to general anaesthesia. Fifty patients were randomised to either 1000 ml of oral rehydration solution or 1000 ml of an intravenous electrolyte solution. Volume of gastric contents, as measured directly after induction, was significantly lower in the oral rehydration group.

術前経口補水療法は輸液療法と比べて
- 水分・電解質補給効果が同等
- 胃内への残留がなく、安全

Taniguchi et al.[28] investigated 50 patients randomised to either 1000 ml of oral rehydration solution or 1000 ml of an intravenous electrolyte solution. Patients' satisfaction favoured oral rehydration as they experienced less feelings of hunger, less occurrence of dry mouth and less restriction of movement. Similar subjective benefits were observed in a recent small study of gynaecological patients.[46]

術前経口補水療法は
- 術前患者の空腹を和らげる
- 口渇を和らげる
- 輸液による拘束をなくす
  非常に有益な手段である

●手術前処置*により患者は脱水症になる

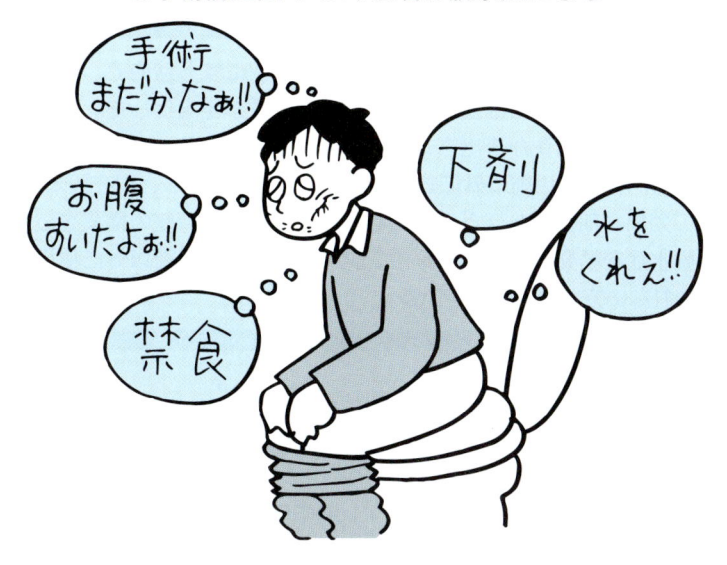

> ポイント解説

- 通常、手術前の患者は脱水症を発症していて、なんらかの補水療法が必要である。
- POORTはヨーロッパ麻酔科学会のガイドラインでも紹介されている。

●手術前には補水療法が必要

手術前は脱水傾向 ➡ なんらかの方法で「水分・電解質補給が必要」

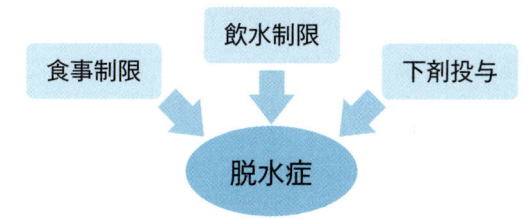

食事制限　飲水制限　下剤投与
　　　　　↓
　　　　脱水症

第4章　経口補水液の作り方と活用方法

> **用語解説**
>
> **手術（消化管）前処置**：手術前に消化管内を空にする目的で、長期間飲食を禁止して、さらには緩下剤を投与して糞便排出を促した。この処置は、手術室内で糞便が排出されると汚染の原因となると考えられていたことから消化管の手術以外にも実施されていた。しかし、現在欧米では、処置の効果が期待したほど大きくなく、緩下剤が腸管壁の構築を破壊する、脱水症を誘発するなどの理由で、下部消化管の手術以外に積極的には行われない方針がとられている。

③POORTは多くの利点を有する

　わが国では、術前体液管理にORTを活用する利点が多く認められている。患者のメリットとして、手術前に経口摂取が許可されることによって口渇感・空腹感（のどの渇きやお腹の空いた感じ）が軽減され精神状態が良好になる。手術前に輸液療法を行うとベッドの上での安静が必要である。患者は、行動の自由が制限され、身体的にも精神的にも拘束感が増す可能性があるが、ORTによりこれらの問題は解決される。手術室入室直前まで歩行ができ、トイレやシャワーの利用も可能である。患者は、"がまん"する必要がなくなるのである。一方、医療従事者のメリットとしては、労働力の軽減が挙げられる。手術前の輸液療法中は輸液に伴うインシデントを防ぐための医療従事者による厳重な監視も必要になる。また、手術前の看護師は猫の手も借りたいほど忙しい状況であり、ORTを活用することで、労働力が軽減できる。手術室への移動も、通常は看護師が介助しながら移動する。ORTを活用すれば、輸液療法の必要がなくなるために患者は自ら歩いて移動できる。ここでも看護師の労働力を軽減することができる。このようにORTは患者の"がまん"を減らし医療従事者のインシデントや労働力を軽減することができる。

●POORTにより患者にも医療従事者にもメリット

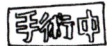

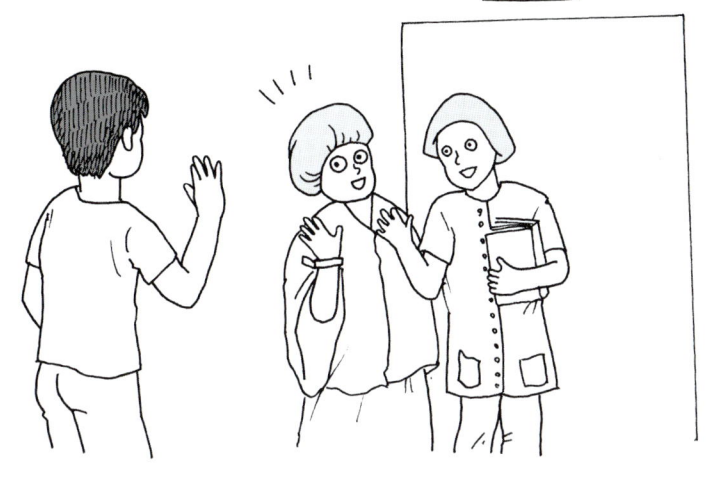

ポイント解説

● POORTは患者および医療従事者双方にメリットがある。

一口メモ

炭水化物含有飲料の摂取は不安を軽減

　炭水化物含有飲料とは、水と電解質と炭水化物のみから構成されている飲料のことで、手術前に用いられる飲料として、胃から小腸への排出速度が速いためにその安全性が確立されている（炭水化物濃度は12.5％まで）。

　患者は絶飲食に伴い口渇感・空腹感が生じるが、手術前はさらに手術に対する不安感が大きい。多くの研究の結果、炭水化物含有飲料の摂取により、口渇感・空腹感が軽減されるばかりではなく不安感までもが軽減することが明らかになった。過去には、手術前に不安感を打ち消すために鎮静剤が使用されていたが、現在ではほとんど使用されなくなっている。炭水化物含有飲料は鎮静剤と同等の安堵感を与えるのである。ORSは炭水化物含有飲料のひとつである。

④具体的な手術前の投与方法

　まず、医師が患者の全身状態をみて患者がORTを行うことができるかどうかの適応を判断する。次に適応患者に対しては、医師がORTの具体的な説明を行う。その後、医師よりORTを行う手順の指示が出され、看護師により手術前に病棟でORTが実施される。ここまでの作業は、ORTが術前脱水状態に対する治療であるために、医師が必ず関与することが望ましい。実際のORS提供は、食品であるために栄養部門より支給されることが多く、病棟では他の薬剤処方と同様に看護師が患者に説明およびORSを手渡す。そして、看護師はORTを実施している間は定期的に患者の摂取状況を観察する。これは、病棟で行われている他の薬剤治療や輸液療法と同様の監視業務である。そして、看護師はORTに関して、手術前の摂取量と最終摂取時間を必ず記録して医師に連絡をする。この状況を看護師が把握し医師に伝えることにより、医師（主に手術担当麻酔科医師）はその後の術中体液管理を円滑に実施できる。もし、ORSの摂取量が、予定量よりも少なければ医師は手術中の輸液量を増加する必要がある。

〈医師の食事せんの例〉

・術前経口補水療法　　☑ 適用あり
　　　　　　　　　　　□ 　　なし

・摂取量　　　　　　　□ 1,000mL
　　　　　　　　　　　☑ 1,500mL

・摂取時間　　　　　　手術当日の
　　　　　　　　　　　□ 6時まで
　　　　　　　　　　　☑ 10時まで
　　　　　　　　　　　□ 13時まで
　　　　　　　　　　　　　摂取可能

　　　　　指示医師名　　谷口

〈食札の例〉

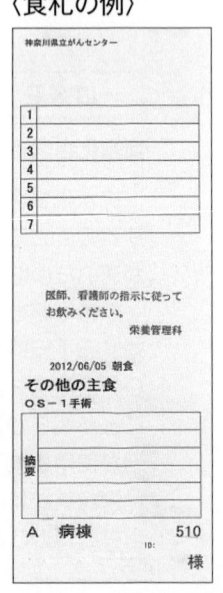

神奈川県立がんセンター

1	
2	
3	
4	
5	
6	
7	

医師、看護師の指示に従って
お飲みください。
　　　　　　　栄養管理科

2012/06/05 朝食
その他の主食
OS-1手術

摘要

A　病棟　　　　　510
　ID:　　　　　　　様

●POORTの流れ

適応判断 （医師が必ず実施）

患者説明 （あらかじめパンフレットを配布し医師が補足説明）

指　示 （医師が必ず実施）

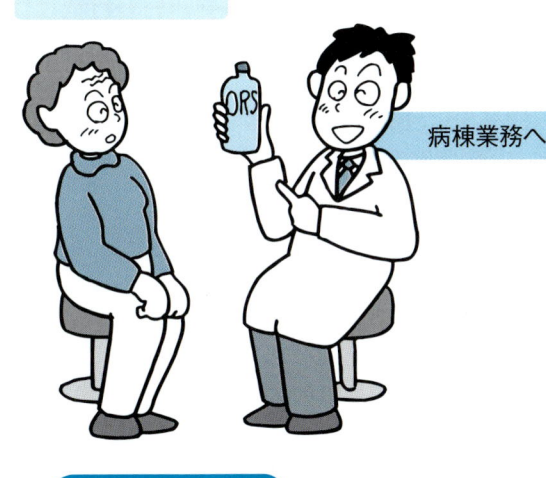

病棟業務へ

食品として支給

↓

病棟看護師による追加説明

↓

ORS摂取

↓

手術前の摂取量・時間確認

↓

手術室へ申し送り

ポイント解説

● POORTは、院内システム構築が大切。医師、看護師、管理栄養士・栄養士、事務職員が連携して行うことが望ましい。

一口メモ

POORT導入で看護師の業務は軽減

　輸液管理は、指示を出すのは医師であるが、実施、実際の監視は看護師の業務である。よって、インシデントが起これば、看護師の責任が問われる。このような看護師の負担を減らすためにもORTを導入する意義は大きい。看護師不足に悩む医療現場の助け船となる。

●POORT適応基準例（神奈川県立がんセンター）

[1] 適応〜医師が手術前に判断・決定・指示
　1．患者が了承し、術前投薬（鎮静剤）を施さない患者
　2．全身状態分類ⅠまたはⅡ度の患者（全身状態が悪くない患者）
[2] 相対的禁忌（ただし、医師が許可した患者に限り摂取可能）
　1．摂取方法の説明を理解できない（量と時間を守れない可能性があるため）
　2．上部消化管、肝・胆・膵臓に関する手術を受けた既往がある（お腹にORSが残る可能性があるため）
　3．消化管の動きが悪いと予測される
　　高度肥満（BMI-35以上）、重症COPD（慢性閉塞性肺疾患）など、神経障害のある糖尿病（上記2と同様の理由）
　4．誤嚥の危険が高い（麻酔科の判断で危険が高い場合）
　　①頭頸部疾患で反回神経異常を認める
　　②高度な挿管困難・マスク換気困難が予想される
　　③手術前に鎮静剤の投与を必要とする
　　④高齢者（80歳以上）
[3] 絶対的禁忌
　　①摂食許可が得られていない患者（食べてはいけない患者）
　　②消化管閉塞症状を認める（食べものが通過しない患者）
　　③脳圧亢進症状・意識障害を認める（食べたら嘔吐する、食べられない患者）
　　④全身状態分類Ⅲ度以上の患者（全身状態の悪い患者）

　ORSの摂取時間は、欧米の術前絶飲水ガイドラインに従い、手術前2〜3時間まで摂取が可能である。ORSの提供量に関しては、患者の体格や絶食時間さらには、緩下剤の投与量により算出する。つまり、脱水症の程度が重度であれば多くのORSが必要である。また、なんらかの原因によりORTが中断された場合には輸液療法への変更を円滑に行えるシステム作りが望ましい。

●患者配布用パンフレット例（神奈川県立がんセンター）

「経口補水液の飲み方」の説明要旨（術前配布用）

手術前日夕食後～手術前までの期間、麻酔に備えて飲食制限させて頂きます。この期間の水分補給目的に「経口補水液」を摂取して頂きます。この飲料の摂取は下記の注意事項をお守りの上、摂取して下さい。

①飲む時間　手術前日夕食後から手術当日の朝＿＿＿＿時まで
②飲むペース　一気に飲むとトイレが近くなりますので、少しずつゆっくりと、飲んで下さい。
③飲む量　1,500mL 支給されますが、飲める範囲でお飲み下さい。
　　　　（最低 500mL 程度飲水いただけると麻酔が安定します。）
④経口補水液以外の摂取禁止厳守
　経口補水液以外の飲料はお腹に残りますので、経口補水液以外は摂取しないで下さい。お水も飲めません。もし、間違って経口補水液以外のものを摂取すると手術ができない場合がありますのでご注意願います。
⑤飲めない場合の対応
　体調が悪かったり、味が合わなかったりして飲めない患者さんは、医師・看護師まで申し出て下さい。点滴で対応します。無理しないで下さい。
⑥塩辛いと感じた場合は冷やしたほうが、甘味が出ておいしいです。

一口メモ

手術開始時間は予定通りにはいかない

　通常、一日に手術は複数行われる。このため、1件目の手術が終わり次第、次の手術が始まる場合が多い。手術時間は変動することが多く、この場合、ORSを許可する時間があらかじめ確定できず、術前ORTを躊躇する一因となっている。本来は患者ごとにオーダーメイドにより時間を設定すれば理想的であるが、インシデントにつながりやすい。対応策としては、「1件目の手術は朝6時30分までORSを許可し、それ以降の手術は9時まで許可する」というようにすれば、指示は2通りにできる。2件目以降の手術がたとえ遅くなっても、今までの絶飲食時間に比べたらはるかに短く、患者さんのメリットは大きい。

第4章　経口補水液の作り方と活用方法

> **ポイント解説**
>
> ● POORTは患者にも医療従事者にも優しい。

⑤POORTは、病院経営に貢献

　従来実施されてきた術前輸液療法は、手術当日の輸液行為として、麻酔管理料に包括される。つまり、手術前に輸液をしても治療費として別途に請求できないのである。多大な負担を医療従事者にも患者にも強いてきた行為が実は手術前の診療報酬には反映されてはいない。さらには、術前輸液療法に伴うインシデントは、輸液穿刺針誤抜去（血管に針を刺す時や抜く時のミス）・空気混入および輸液台の転倒など、命の危険につながることが多い。POORTを実施することにより、これら輸液療法に伴う短所はなくなる。この部分を考えただけでも、病院経営に大きく貢献できると考えるが、何よりも、患者の病院に対する評価が上昇する。また、看護師に与える負担が大きい輸液療法をORTに替えることによって看護師の労力を軽減し、より質の高い看護を行える環境を提供することができる。このような医療従事者の職場環境を改善させることも、病院の評価を高める要因として挙げられるORTの効果である。

●手術前の輸液業務は看護師への負担も大きい

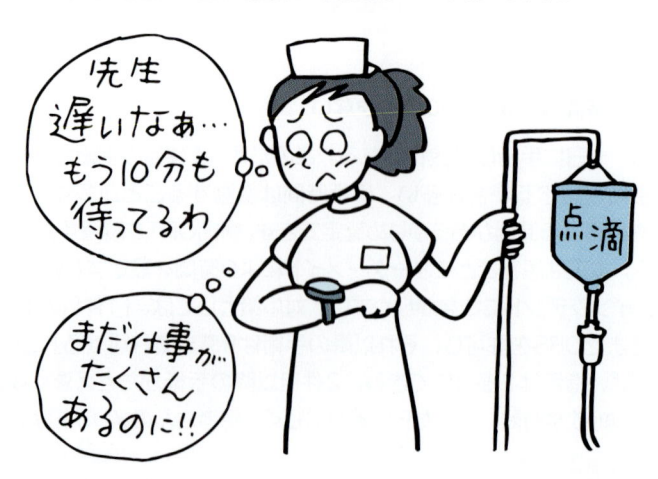

●胃切除手術前後のスケジュール

	～検査 前前日	手術前日	手術当日 手術前	手術当日 HCU・ICU(B4)	術後1日 病棟	2日	3日	4日	5日	6日	7日	8日～
検査	胸・腹X線, 血液, 尿, 心電図, 肺機能, CT, 超音波, 胃透視, 胃内視鏡			胸・腹X線採血	胸・腹X線採血						胸・腹X線採血	退院は午前中にお願いします
治療処置	除毛(専用のクリッパー使用) おへその掃除 爪切り	13:00 下剤マグミット4錠 19:00 排便促進用坐薬	手術1時間前：弾性ストッキング	鼻から入る管 → 朝抜く 創部ガーゼ等 下肢ポンプ圧迫 痛み止め点滴(7時・19時) 血栓予防薬(皮下注射) 12時・22時　10時・22時 痛み止めカテーテル(背中) → 9時前後に抜く								
薬	手術前金曜日服薬指導	眠れない時睡眠薬	【麻酔薬】	うで から24時間持続的に点滴する 抗生物質点滴		日中だけ点滴(夜間はロック) 夜間は生理食塩水を使用し針は 腕 に 残す 朝食分→整腸剤・痛み止め等内服						
体温	10時	10・18時	6時	15分～数時間毎		6・10・14・18時		10・18時	10・18時		10時	
脈拍血圧	10時	10時	6時			6・10・14・18時		10・18時	10時			
呼吸	禁煙・腹式呼吸・排痰・うがい練習 呼吸訓練器(トライボール・スーフル)			深呼吸・排痰 半起座位→座位								
活動	身長・体重・体脂肪率・腹囲を測定します	自 由(処置以外)		2時間ごとに左右横向き	座位	歩行	(目標：6時間以上の離床・適宜歩行や運動・おなかに力がかからない動き方) 自由				体重測定 ⇒担当看護師へ	
食事	自 由	朝－夕：3分粥 水分は積極的にとりましょう	朝から絶食 OS-1は指定の時間までお飲みください ※OS-1開始後は他の水分は避ける	一切飲食できません		9時以降飲水指導 昼から流動食 1日間	昼から3分粥 2日間		朝から5分粥 2日間 10時と15時のおやつに栄養補助食品を提供します		朝から全粥 退院まで	
尿				尿を出す管		本人専用のカップで毎回尿量を測る						
便		下剤後は便の状態を伝える			おならが初めて出た時, 看護師に伝える		2日に1回は便通があるように心がける					
清潔	手洗い励行	入 浴	・歯磨き ・髭剃り ・髪をまとめる ・入れ歯, コンタクトレンズ, ネックレス, 指輪, 時計などを外す ・化粧, マニキュア(足も)はしない	看護師が体を拭く				自分で拭けるところは拭く		シャワー		
説明指導	金曜日13時～：手術準備ビデオ 主治医→・病状と手術について 麻酔医→・麻酔について 薬剤師→・内服薬について 栄養士→・術後の食事について			手術後家族へ説明		食事指導 ①規定量以内にする ②イスに座り30分以上かけて食べる ③食事後30分は臥床しない 等			退院ビデオを見て, 退院準備をする 栄養指導(水曜日15:40-16:20)		退院指導 ①消化の良い物をゆっくりよく噛む ②2日に1回は便通があるようにする ③おなかを冷やさない 等	

※ このスケジュールはひとつの目安です。状態により変更もあります。

(胃がん手術クリニカルパス 2009年度改定版)

4 NST（栄養サポートチーム）による活用

　近年、わが国でもチーム医療が盛んになり、多職種から構成されるNST（栄養サポートチーム：Nutrition Support Team）が多くの病院で活躍している。NSTに求められていることは、科学的根拠に基づいた栄養管理の知識を提供することである。栄養管理の基本は体液管理という原則からNSTは、院内において、正しい体液管理を啓発していく必要がある。

1 "水分補給食" という概念を啓発

　入院中の患者に食事を提供した場合、通常は入院時食事療養費を算定できる。これは、入院した病状に応じて、適切な食事を提供したという医療行為に対して支払われる診療報酬である。経口補水液（ORS）を提供する場合は、患者がなんらかの理由で脱水症状態を改善する必要がある場合である。この判断は医師が行い、経口補水療法（ORT）が必要となった場合には医師・薬剤師・看護師および管理栄養士の指導の下、患者にORSを提供する。よって、ORTは医療行為でもあり、入院中は"水分補給食"と呼ばれる食事療養費として診療報酬を請求することができる（著者の施設では"水分補給食"と規定している）。

> **一口メモ**
>
> **病院で水分補給食が適応となる場合**
> ① 下痢・嘔吐に伴う脱水症
> ② 熱中症に伴う脱水症
> ③ 術前絶食および下剤使用に伴う脱水症
> ④ ③と同様に検査前の脱水症
> ⑤ 経口摂取不足に伴う脱水症

2 正しい補水療法をNSTが指導

　NSTの役割のひとつに、病状に応じた体液管理が行われているかどうかのチェックがある。近年、NSTの普及により輸液療法から経腸栄養への移行は、かなり積極的に行われるようになってきたが、輸液療法からORTへの移行に関しては、まだ遅れている。院内においては、栄養管理を啓発するNSTが正しい補水療法も啓発することが望ましい。単一職種で病院へORTを導入するよりも、NSTのように多職種により導入した場合、院内システムの構築も含め、よりORTの導入が円滑に行われる。

●POORTのスムースな導入にはNSTのノウハウが役に立つ

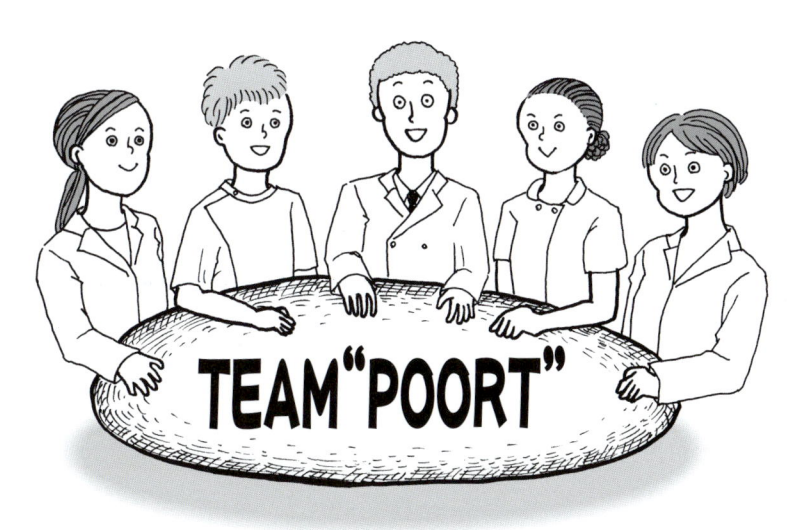

3 NSTが関与する症例には隠れた脱水症が多くある

　NSTが関与する症例は、一般に栄養状態が悪い。特に、経口摂取が不可能であるか、可能であっても摂取量が少ない場合は、栄養不良とともに体液不足が必ず存在する。経口摂取が可能な症例に対しては、現在の食事にORSを加えて提供することで、体液不足の患者に対するNSTの武器が増える。入院患者は、種々の理由で脱水症になりやすい。しかし、わが国では、病院内においていまだORTは活用されていないために、NSTが先導してORTを導入していくべきである。

> **一口メモ**
>
> **精神科疾患にも隠れた脱水症が多い**
>
> 　精神科領域では、脱水症患者が多い。その原因は、①精神科疾患で用いる薬の副作用で、悪心（吐き気）・食欲低下や便秘など消化器の働きを抑制する薬が多いこと、②精神科疾患の症状として、拒食や自分で嘔吐を誘発するなどの行為を伴うために脱水症になりやすい、③疾患の症状から、口渇や空腹を正しく表現しないことで医療従事者の発見が遅れがちであること——以上のような理由で、精神科疾患には隠れた脱水症が多いと認識すべきである。

> **ポイント解説**
>
> - NSTはORTの知識を院内に普及していくべき立場である。
> - Team POORTでチーム医療の活性化。

5 災害医療

　災害医療領域でも、経口補水療法（ORT）は広く活用されている。災害現場では被災者だけではなく、その救護者（ボランティア）にも脱水症が起こる可能性が高い。また、治療を要する対象者が災害の規模によっては莫大な人数になる。

1 マスギャザーリング（大規模人数の集合：Mass-gathering）において

　大規模な人数が、同じ時期に集中してある特定の場所に集まる現象を"マスギャザーリング"（大規模人数の集合：Mass-gathering）と呼ぶ。具体的には、祭り・催し物・音楽コンサート・野球・サッカー等のスポーツイベント、花火大会等にみられる。このような環境では、個々が発熱する熱が集まり、暑熱環境を作り出し、熱中症が発生する。炎天下の屋外で多くみられるが、日の当たらない屋内でも、大人数で狭い場所に集まれば起こり得る。そして、マスギャザーリングに集まった人々は、イベントに集中しているために熱中症の症状に気づきにくい。さらには、定期的に水分補給する機会や場所が設けられていないことも脱水症状を起こしやすい要因となっている。一度、脱水症が起これば、対象者が大勢であるために熱中症患者数も莫大な人数になる。その場合、主催者側が当初想定していた以上の医療者や治療場所を確保したりする必要が生じ、パニック状態を引き起こす。対策としては、イベント主催者は、前もって参加者の年齢層・当日の気温と湿度・会場の空調設備などの情報収集を行う必要がある。さらには、熱中症に対応できる医療設備や医療従事者を確保すべきである。参加者に対しては、定期的に休憩をとり、水分摂取を随時行うことを勧める。ORTに関する知識があれば、

熱中症を未然に防ぐことができるので、イベント主催者側は、ORTに関する知識を習得しておく必要がある。そして、イベント会場内に、ORSが容易に入手できるような自動販売機などを設置できればより効果的である。

●イベント会場でORSを容易に入手できるとより効果的

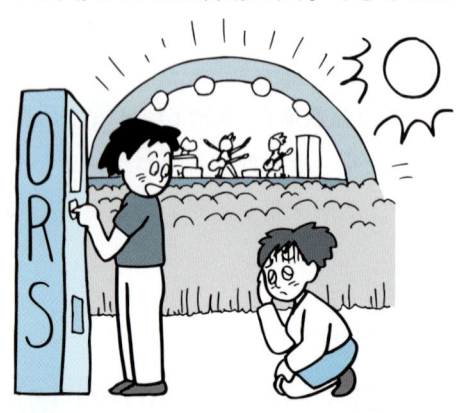

ポイント解説

●イベントに熱中しすぎて熱中症にならない対策をとる！

用語解説

Mass-gathering medicine：集団に対する医療のこと。イベントが原因で大人数に被害が及ぶような病気に対して医療行為を行う。具体的には、感染症や食中毒、そして熱中症などが対象となる。対策のポイントは、主催者側に十分に予測される事態を理解させ、参加者に啓発することである。そして、事態が起これば、すみやかに原因を取り除くと同時に、治療を開始する。対応が遅れれば、大規模災害に発展しかねない。

2 避難場所で頻発する脱水症

　地震や台風などの自然が引き起こす大規模災害は、予測できずに突然襲いかかってくる。このような災害に対して地域では大規模災害に対する避難場所

に災害救助物質を備蓄している。しかし、いざ災害が起こると災害避難場所では脱水症の発生が非常に多い。その理由として、マスギャザーリングのように大勢が避難場所に集合して生活するために次のような項目が考えられる。

(1) 規則正しい食事や水分摂取が難しい
(2) トイレ設備が不十分であるために、食事や水分摂取を控える
(3) 心理的ストレスや慣れていない集団生活の中で食欲が低下する
(4) 感染症などで発熱・下痢および嘔吐を起こしやすい
(5) 避難場所の空調設備が充実していない
(6) 備蓄飲料が真水であることが多く、電解質が含まれていない

また、大規模災害に対しては、救護者にも脱水症が起こり得る。暑熱下で重い救助物質を運んだり、救護活動をしたりした場合、被災者と同様に脱水症を起こしやすい。

●災害現場では脱水症が起こりやすい

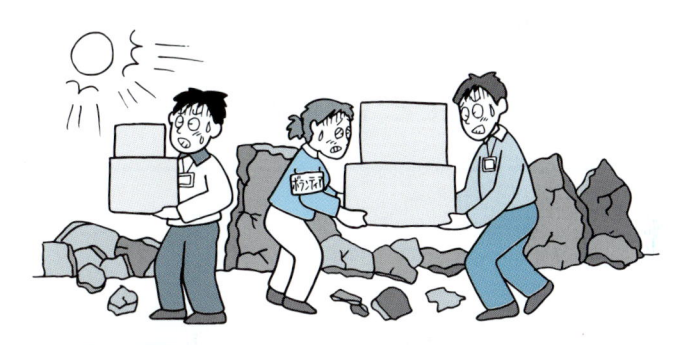

ポイント解説

● 災害時には被災者も救護者も脱水症になる。

3 ORSを備蓄し、二次災害を防ぐ

大規模災害は、私たちにいつ襲いかかるか予測ができない。しかし、災害が起これば多くの被災者や救護者が熱中症を起こす危険性については予測できる。災害備蓄資材としては、水やカンパンなど、生きていく上で最低限の

飲食物が備蓄されている。災害時に避難所となる学校や市民センターなどの備蓄資材の中に、ORSを備えておくことで、いわゆる災害後の二次災害である熱中症を予防できる。備蓄スペースを考えた場合、プラスチックボトルに入ったORSよりも、ユニセフで普及させているような粉末タイプの経口補水塩が望ましい。そして、災害対策担当者はORTの正しい知識を持ち、一般市民へ啓発をすることが、災害への備えとなる。

●災害に備え、ORSを備蓄すること、ORTの知識を備蓄することが大切である

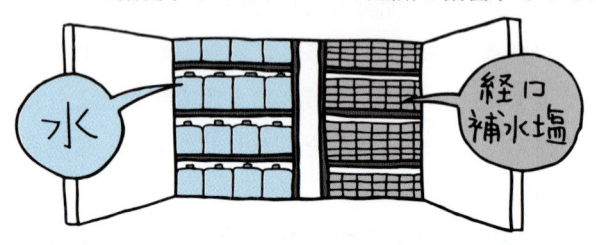

ポイント解説

●真水よりもORSを備蓄すること、知識も備蓄することで災害を乗り切る。

一口メモ

筋挫滅症候群（Crush Injury）とORT

　地震に伴う建物の崩壊により、多くの人が建物の下敷きになる。この際に、下敷きになった筋肉組織は圧迫と血流障害で挫滅する。挫滅した筋肉組織は、ミオグロビンとして、血液中をまわり腎臓から排出される。ミオグロビンが大量になると、腎臓に障害を起こし、腎不全になる。このような病気を筋挫滅症候群（Crush Injury）と呼ぶ。治療は血液透析による血液浄化が行われる。ミオグロビンの腎臓からの排出を助ける方法として、補水療法が有効であると言われている。今後、筋挫滅症候群（Crush Injury）の悪化予防にもカリウムイオン濃度を低くしたタイプのORSを開発した上で活用されることが期待される。

4 東日本大震災

2011年3月の東日本大震災の際にも経口補水療法（ORT）が活用された。そして、多くの貢献事例が報告されている。

①感染症のアウトブレイクに対するORT

　震災に伴う大津波により、体育館のような小さな避難所に数千人規模が避難した。ライフラインの断絶により上下水道や電気の供給が途絶えた劣悪な衛生環境、飲食物の十分な供給が途絶えたことによる栄養不良、過疎地で高齢者の割合が多い——など感染症が発生しやすい環境であった。震災後、1か月もたたないうちに、ノロウイルスによる感染性胃腸炎がアウトブレイク（感染の拡大）しつつあった。避難所では医療スタッフ、医療設備および医薬品は当初から不足していた。支援物資のひとつとしてORSが届いたが、ORTの知識を持つ医療従事者は少なく、有効活用されてはいなかった。しかし、ORTの経験を持つ医師が中心となり、感染性胃腸炎に対して輸液治療をほとんどすることなく、ORSを適切に摂取させることでアウトブレイクさせずに治療することが可能としたことが報告されている。震災から数か月後に仮設住宅への移住が始まった頃には、インフルエンザウイルスの蔓延が起こった。この際にもORTが活用され、多くの仮設住民がインフルエンザウイルス感染症で重篤化することを防いでいる。また、避難所や仮設住宅へは、手作りORSの作製方法を掲載したパンフレット、および正しいORSの摂取方法などの資料が配付された。このように、当初はORTの知識が普及していなかった地域でも、ORTの有効性が伝わり、その知識が啓蒙されるようになった。ORSの備蓄およびORTの知識は、今後の災害対策として必要と考えられる。

> **ポイント解説**

●避難所で感染症がアウトブレイクしやすい理由
　集団での生活
　環境が劣悪（空調設備が整っていない、上下水道が不足）
　生活リズムの乱れ（プライバシーが保てず、睡眠不足）
　適切な栄養管理の不備（飲食物、指導者の不足）

②原子力発電所の事故後、復旧作業に活用されたORT

　福島原子力発電所の事故後の復旧作業には、作業員の身体に放射性物質が付着しないように防護服が使用された。その防護服は、使い捨てのタイベックソフトウェアⅢ型化学防護服が用いられた。特に、Ⅲ型はすべての縫い目とジッパー部をテープシーム（テープで密閉）し、あごカバーを付け、防じん・防護マスクとの間に隙間を作らない密閉構造となっていて通気性がまったくない。作業を始めて間もなく、熱中症様の症状で体調不良を呈する作業員が続出した。担当産業医の判断で、作業前後にORTを実施して熱中症の発症を最小限に抑える試みがなされたことが報告されている。現在の作業現場でも、産業医がORTを啓蒙している。国からも次のような指導があった。
　「作業管理者が、労働者に対し水分及び塩分を摂取するよう注意喚起するとともに、労働者の自覚症状の有無にかかわらず、水分及び塩分を確実に摂取させ、チェック表を用いること等により個人ごとの健康状態を確認すること」（厚生労働省から東京電力に対する指導の内容、2011年6月10日）

> **ポイント解説**

●災害時のポイント
　救助者、復旧作業者の脱水症予防
　被災者の脱水症予防
　ORTの知識とORSを蓄えておくことが重要

6 スポーツ

　スポーツは屋外ではもちろんのこと、屋内でも暑熱下で行われることが多く、発汗により体内から多量の水分および電解質が排出されるので、熱中症を起こしやすい。また、水中の競技・寒冷下のスキーおよび登山など、あらゆるスポーツでも脱水症は起こり得る。そして、スポーツ競技による熱中症は、小児や成人を含めすべての年代に起こる。さらにはスポーツ競技において、十分に実力を発揮するためには、失われた体液を補う必要がある。

1 活動中は水分および電解質を適宜補給

　わが国では、一昔前には「スポーツでは練習中に水を飲むなんてもってのほか」という風習があった。これは、真剣にスポーツに取り組むにあたり、態度で示す精神論的な考えから生まれたものであったのだろうか。そのために、練習中には水分補給の考えはなく、まさしく倒れるまで練習を行っていた。そして、競技中にこむら返りを起こしたり、熱中症で倒れたりすることがよく起きていた。これは、水分および電解質が喪失した状態、脱水症が起きていたことになる。その後、スポーツ医学の研究も進み、今では「練習中は、随時水分および電解質補給を行うことが実力を発揮できる」という考え方に変わった。「競技の前後で体重減少を2％以内にすること」が理想的な体液管理と認可されている。

2 海外ではスポーツ界でも導入

　海外では、ORTの考えはかなり以前からスポーツの世界に浸透している。海外では歴史的にドーピングに関する厳しい取り決めがあったのがその理由のひとつである。海外でスポーツ選手が風邪をひいたり体調を崩したりした

時に、安易に輸液による補水療法を受ければドーピングの疑いを持たれる。そのため以前から、水分および電解質補給を効率よく行えるORTの知識が普及していた。わが国でも、ようやくプロのスポーツチームを中心に、ORSを練習や試合中に摂取する考えが浸透しつつある。

●スポーツ選手も安易に点滴を行うべきではない

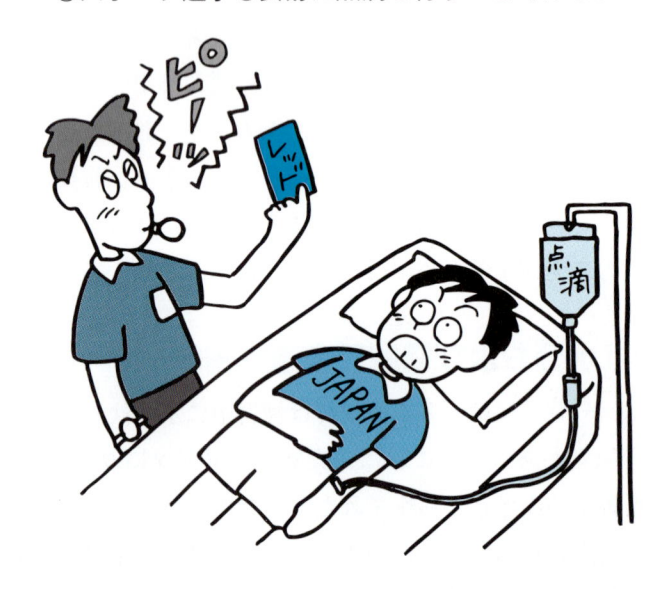

一口メモ

サッカーの試合中にフィールド上で飲む飲料

　サッカーは屋外競技であり、暑熱下で行われ、運動量も多く、喪失する体液も多い。そのため、随時フィールド上で水分補給をすることが認められている。しかし、サッカー場では芝生の質が試合の流れを左右しかねず、繊細な芝生の維持・管理が要求される。それを最大限に尊重するために、フィールド上では芝生に影響を及ぼす飲料の摂取は許可されない。従って、真水を中心とした飲料摂取に限られている。仕方なく、選手はハーフタイムを利用して、糖分および電解質を補給する。この事実を知れば、選手が試合中に飲料を顔や髪にかけたりする光景に納得することができる。

●フィールド上では芝生に影響のない飲料が用いられる

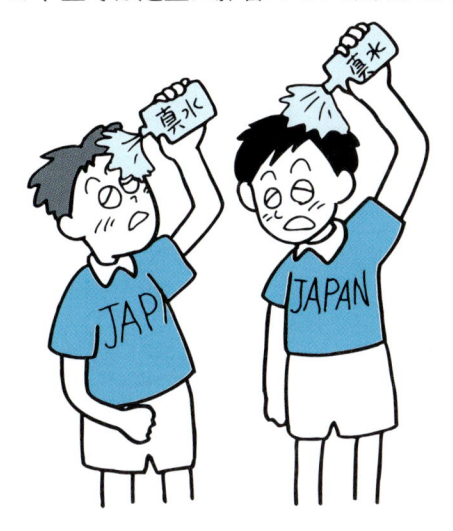

ポイント解説

● スポーツ時は水・電解質が失われ脱水症になりやすい。

3 ORSが本来の"スポーツ飲料"の姿である

　スポーツ飲料の開発は、人間の汗成分を分析し、それに近い組成を作り出そうとして行われてきた。しかし、飲みやすくするために、味を重視した組成にし、販売促進に重点を置いてきた。このため、水分、電解質補給目的の理想的な組成とはかけ離れて塩分が少なく糖分が多い組成のものが多く、比較的飲みやすい。スポーツ中は発汗に加え、運動量に伴い呼気からの不感蒸泄量も増加している。スポーツ選手が、試合中に十分な力を発揮するためには、体液を十分に維持しておく必要がある。ORSは、失われた体液を迅速に効率的に補給できる飲料である。しかも、他の飲料に比べて胃から小腸へ排出が早く、小腸における吸収が早いために、腸管に残存する時間が短い。スポーツ時に飲んでも、お腹にもたれない。以上のことより、ORSはスポーツ時の補水に最も適した飲料と言える。

◉ORSは胃からの排出が早く胃にもたれない

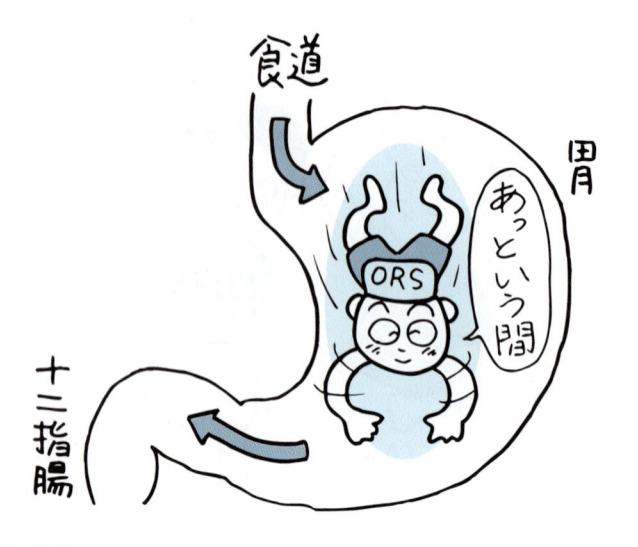

> **ポイント解説**
>
> ●ORSが本当のスポーツ飲料である。

4 スポーツ競技場の医務室や救急セットの中にも常備

　スポーツ競技場には、競技者や観客の体調不良に対応できるように、医務室や救急セットが常備されている。この中には、けがや痛みに対する応急医療用品が入っている。しかし、体調不良を訴え、医務室を訪れる競技者や観客の中には、熱中症を発症している場合も多い。このような時に、ORSを常備しておいて、即座に対応することで、病状の悪化を未然に防ぐことが可能となる。マラソンなどの長時間競技で、随走している救護チームも、救急セットの中にORSを常備すべきである。

> 一口メモ

アミノ酸含有飲料を摂取するタイミング

　スポーツ時に失われる体液の他に、エネルギーを生み出し、筋肉の消耗を防ぐ目的でアミノ酸含有飲料が摂取されている。しかし、アミノ酸は摂取後胃に入ると、消化分解酵素が誘導され一時的に胃液量が増加する。そして、ORSに比べてはるかに消化管滞在時間が長い。よって、競技中の飲料としては、お腹にもたれるために、あまり適していないと言える。アミノ酸含有飲料は競技の前後に十分摂取して、競技中はORSのような、消化管滞在時間の短い飲料が適している。

マラソンの"スペシャルドリンク"

　マラソンはその走行速度および走行時間に比例して、大量の体液が喪失する。そして、多大なエネルギーも使用されるため、糖分を主体としたエネルギー補給も必要である。選手は、自分でアレンジをして、いわゆる"スペシャルドリンク"を各給水ポイントに準備する。およそ5kmごとに給水ポイントを設けているが、スタート地点に近い場所では水分および電解質を主体に、ゴールに近づくにつれてエネルギーがとれるように糖分の多い飲料を準備する傾向にある。暑さが予想される場合には、身体の保冷のために、真水を冷やして置いておく工夫もみられる。近年、ORSを"スペシャルドリンク"に取り入れ始めた選手も見られるようになった。

●ORSがマラソンのスペシャルドリンクになりつつある

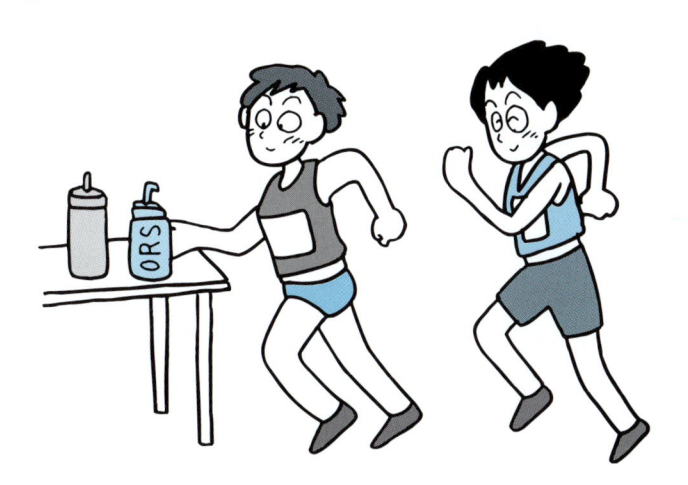

第4章　経口補水液の作り方と活用方法

5 環境を考えて競技を行うように心がける

　スポーツ競技における熱中症の発生を予防するためには、ある程度スポーツ競技に適した日時を選ぶべきである。例えば、夏場の暑熱時期に、炎天下の屋外で競技を行うことを避ける。これは、同時に競技を見に来ている観客の熱中症発生を予防することにもなる。スポーツに適した環境を判断する基準として、WBGT（湿球黒球温度）*が活用されている（155ページ参照）。そして、体調が悪い時も、無理をして競技を行うようなことは避けるようにする。当然のことながら、競技者も観客も、服装や遮光の努力を行うべきである。そして、競技中は選手も観客も適度に水分および電解質補給を行い、さらには、適度に休息をとることが、熱中症の予防に有効である。その際にもORTは理想的な補水効果をもたらす。

用語解説

WBGT（湿球黒球温度：Wet Bulb Globe Temperature）：気温・湿度および輻射熱の3因子を取り入れた、スポーツ活動時の熱中症予防の温度指標のこと。ハンディタイプの想定装置もあり、現場におけるリアルタイムな計測が可能である（155ページ参照）。

ポイント解説

●スポーツ時の脱水症予防および成績アップにORTがよい。

一口メモ

一般的な熱中症対策マニュアル

　インターネットで熱中症について検索すると、その予防法が掲載されている。しかし、補水法としては水分・塩分の記載のみで、本来必要な糖分の記載が抜けている。今後の改善を望みたい。

7 産業医療

　産業医療の領域でも暑熱環境（建設現場、製鉄所、原発作業所等）において経口補水療法（ORT）の活用価値は高い。産業医がORTに関する確かな知識を持ち、従事者および管理者に啓発することが必要である。そして、産業医は従事者が安心して仕事に専念できる環境作りを実施すべきである。

1 炎天下だけではなく、夜間でも熱中症が起こる

　屋外の建設現場では、炎天下の灼熱下環境ではもちろん、夜間でも高温下で作業を行うことがあり、従事者は熱中症になりやすい。この考えは比較的、現場の従事者にはすでに浸透しているので、摂取する飲料に関して啓発すれば、軽症のうちに脱水症が予防できる。作業の合間に定期的に経口補水液（ORS）を摂取する時間を設けたり、ORSが容易に手に入りやすいように自動販売機などを設置したりすると効果的である。また、ORTだけでは熱量（エネルギー）供給は十分ではないので、作業強度に応じた熱量補給も同時に考慮する必要がある。

●仕事中にも随時ORSを摂取し脱水症を予防する

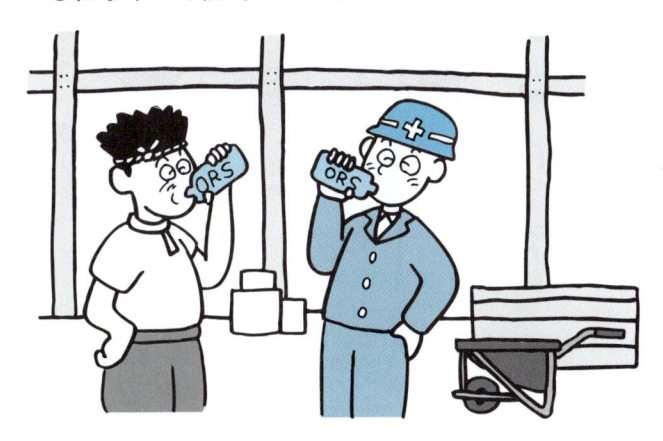

2 暑熱環境の現場では常に注意が必要

　多くの金属の溶解には、金属の融点が高いために1,000℃近い溶解炉が必要となる。金属を溶解した後に加工をする時も、高温状態で金属を引き延ばす"熱間圧延"と呼ばれる500℃くらいの環境が必要な工程がある。このように金属加工を行っている製鉄所では、工場内の至るところに、暑熱環境を生み出す熱源が存在する。原発作業も同様に、暑熱環境に容易にさらされる。この結果、従事者は発汗を主体とした体液喪失に加え、不感蒸泄も増加する。そして、体液喪失が高度になれば脱水症を引き起こし、体温調節が不可能になり熱中症を引き起こす。建設業と同様に、この分野の作業員や管理者は暑熱環境への対応をよく理解している。産業医や管理者は、さらにORTに関する正しい知識を啓発し、容易に入手できるような環境作りを行う必要がある。

●ORSが容易に手に入るように管理者は工夫すべきである

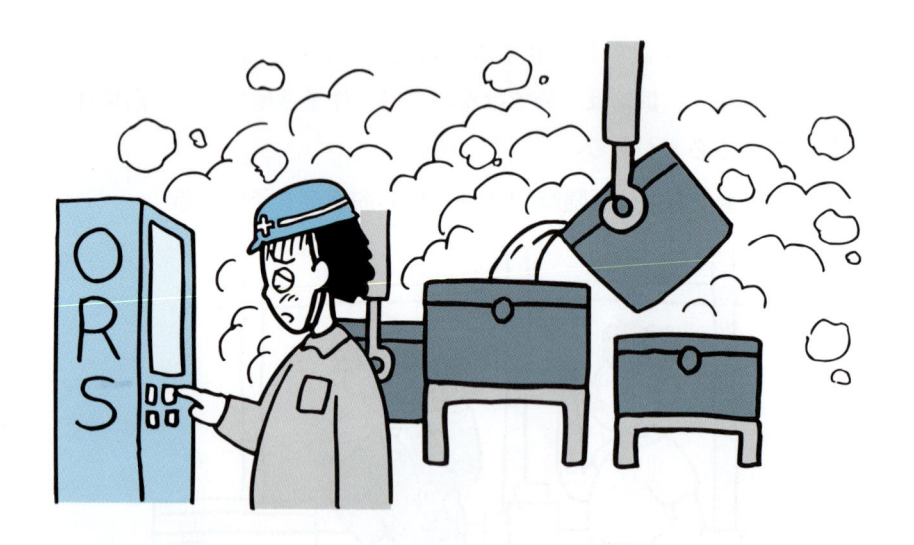

一口メモ

職場における熱中症の予防についての厚生労働省マニュアル

　作業中における定期的な水分および塩分の摂取については、身体作業強度等に応じて必要な摂取量等は異なるが、作業場所のWBGT値がWBGT基準値を超える場合には、少なくとも、0.1～0.2％の食塩水、ナトリウムイオン40～80mg/100mLのスポーツ飲料または経口補水液等を、20～30分ごとにカップ1～2杯程度を摂取することが望ましい。

(2009年6月19日厚生労働省労働基準局安全衛生部より)

ポイント解説

● 暑熱環境下の作業員は脱水症になりやすく、ORTを活用すべきである。

8 旅行医学

　トラベル・メディスン（Travel medicine：旅行医学・渡航医学）という医療分野がある。聞き慣れない言葉ではあるが、意外と多くの人々が関わる分野の医学である。例えば、旅行先で、現地の水を飲んだら下痢を起こした、という場合もこの分野に分類される。この例のように、トラベル・メディスンの症状は、消化器疾患に関連したもの、下痢や嘔吐といった症状が主体となる。トラベル・メディスンも、ORTが有効に活用できる分野である。

1 海外旅行の下痢に有効

　海外に到着後1週間以内に、1日数回以上の下痢を起こす状態を"旅行者下痢症"と呼ぶ。開発途上国への滞在では、この頻度が増加する。この原因は、慣れない環境へのストレス・飲食物の嗜好に対応できない状況や感染性の疾患などである。"旅行者下痢症"が起きても、先進国であれば医療設備が充実しており、それほど重大な状況にならない。しかし、発症場所が、開発途上国であったり先進国でも言葉の問題があり、容易に診断および治療を受けられない状況になる。このような場合、軽症の下痢症であれば、自らORTを活用することで治療が可能となる。医療機関を探している時間も無駄にならずに、脱水症の悪化を予防できる。

【開発途上国1カ月滞在時に発生するトラベル・メディスンの症状】

旅行者下痢症	30〜80%
病気に罹患	20〜30%
毒素原性大腸炎	10%
旅行中／後に病院受診	8%
マラリア罹患（西アフリカ）	2〜3%
帰国後働けない	2%
急性発熱性上気道炎	1%
旅行中入院	0.4%
A型肝炎感染	0.3%
淋病	0.2%
狂犬病リスク動物咬傷	>0.1%
B型肝炎（滞在者）	0.09%
空路による緊急搬送	0.03%
腸チフス（インドなど）	0.003%
死亡	0.001%

（WHO "International Travel and Health 2001" R. Steffen）

2 エコノミークラス症候群の予防に

　海外渡航には飛行機が利用され、機内の滞在時間も長時間に及ぶことが多い。機内では、長時間同じ姿勢で、狭い場所に拘束される。このため、足の静脈に血液が鬱滞（流れずに溜まる）して血栓（血の塊）を形成し、それが肺の血管に流れ肺の血流を障害して呼吸循環不全を起こす病気である。これは通称"エコノミークラス症候群"と呼ばれるが、医学的には肺梗塞の症状である。原因としては、長期間同じ姿勢でいることに加え、アルコール摂取による脱水傾向などがある。さらには、10,000mの上空では、機内の気圧は0.7〜0.8気圧、湿度は0〜10%しかなく、10時間で約1,000mLの水分が身体から蒸発することも原因となる（不感蒸泄が増加する）。血栓ができにくくするように、これらの原因に対応した予防（軽い運動など）が重要である。それに加え、確実に水分補給ができるORTを活用することで血流を十分に保ち血液を希釈して固まりにくくすることができる。

●血栓形成予防にORSを摂取する

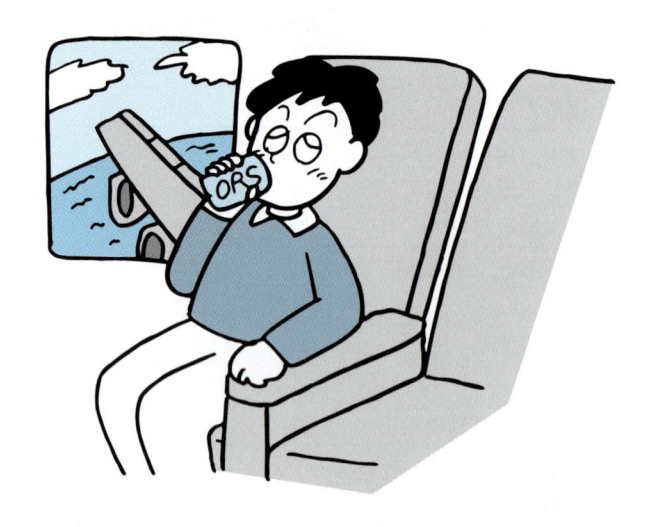

> **一口メモ**
>
> **エコノミークラス症候群はファーストクラスでも起こる**
>
> 　以前この病気は、狭いエコノミークラスで起こると考えられ、エコノミークラス症候群と呼ばれていた。しかし、この病気は、ファーストクラスでもビジネスクラスでも、さらには電車やバスによる移動中にも起きることから現在では"旅行者血栓症"と呼ばれるようになった。治療は、早急に血栓溶解療法（詰まった血の塊を薬で溶かす）を行うことである。ただし、この治療は高度の医療設備と経験豊富な医師の力が必要であり、移動中に行うことはほぼ不可能である。

3 経口補水塩を持参し、水は煮沸して使用

　海外渡航には、"旅行者下痢症"を発症した時に備え、また機内での"旅行者血栓症"予防のために、ORTを活用するとよい。ただし、ORSは荷物にもなり、プラスチックボトルの機内への持ち込みは防犯上禁止されている。渡航には、経口補水塩を持参するとよい。そうすれば、機内では、市販のミネラルウォーターを利用して、自分で調合することができる。渡航先で

は、日本で使用するものと同じような清潔な飲料水は手に入りにくいので、煮沸して冷ました水を使用して摂取するように心がける。また、まったくORSが手に入らないような環境下でも、ORTの知識を十分に活用し、現地で入手可能な材料（果物や塩）を使い、水分および電解質を補給するよう努力する。

●機内へORSを持ち込めない場合があるので注意する

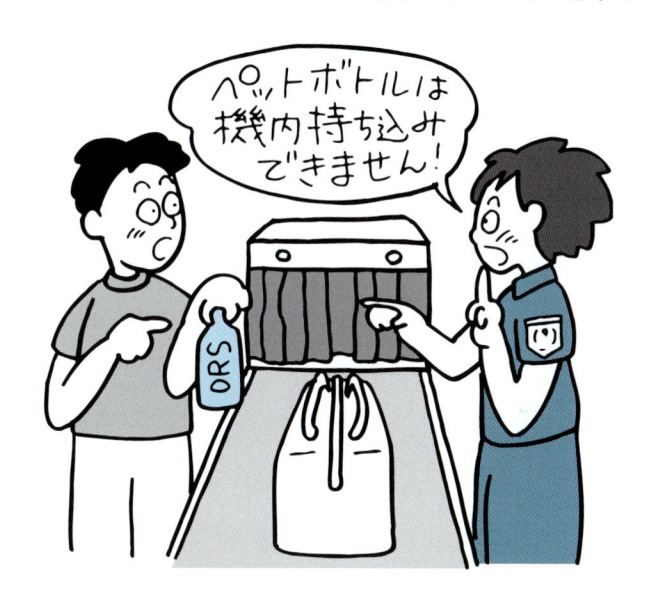

ポイント解説

●旅行者下痢症の治療および血栓症予防にはORSを活用する。

第 5 章

熱中症や感染症への経口補水療法の活用

1 熱中症の症状と経口補水療法の活用

　暑熱（高温）下における運動や労働により、熱中症が起こる。第2章で述べたように、小児と高齢者は生理学的特徴や生活様式から脱水症になりやすい。脱水症に対する予備能力が低いために、小児や高齢者では熱中症も容易に起こしやすい。また、予備能力が低下していると、暑熱下だけではない屋内でも熱中症を起こす可能性がある。そして、予備能力が低下していると、熱中症により臓器障害や循環不全を起こし、生命的危機に直結する。そうさせないためにも、熱中症を理解して、その対応を正しく行い、重症化させないことが重要である。

1 熱中症の主な症状は体液の欠乏と体温上昇

　熱中症とは、暑熱環境下で起こる以下の2つ症状の総称である。
①体液（水分および電解質）欠乏により起こる障害＝脱水症
　体液が欠乏するために、栄養素や酸素および老廃物の運搬ができなくなる。そして、"体温調節機能"も維持できなくなる。
②体温上昇により起こる臓器障害＝高体温
　"体温調節機能"が維持できなくなるために、高体温により臓器が障害を受ける。脳が最も影響を受けやすく、中枢神経症状（けいれん、意識障害など）が現れる。全身のたんぱく変性が起きる。

> **ポイント解説**
>
> **熱中症の発生メカニズム**
> ●体温上昇→発汗→体液不足（脱水症）→発汗不能→熱中症

【体温上昇により起こる臓器障害】

体温	症　状
40℃	この体温までは、臓器に及ぼす影響は少ない
41℃	呼吸困難・中等度の意識障害・中等度の血圧低下
41.5℃	ミトコンドリアの酸化的リン酸化傷害（多臓器不全）
42℃	脳波の徐波化または平坦化（脳がほとんど機能しなくなる状態）・高度の意識障害・高度の血圧低下
44℃	細胞死（臓器障害が回復不可能になる）

体温が42℃を超えると危険

● 熱中症の重症度分類（日本神経救急学会）

Ⅰ度熱中症	軽度熱中症
Ⅱ度熱中症	中等度熱中症
Ⅲ度熱中症	重度熱中症

Ⅰ度熱中症

● 症状が軽いもの
　――脱水症がメイン
　　（熱は出ない）――

- 水分が足りなくなる
- 脳の血流が不足する
- めまい、立ちくらみ
- 消化器への血流が不足する
- 食欲低下
- 電解質（イオン）が足りなくなる
- 筋肉の動きがおかしくなる
- こむら返り、つる、痛い

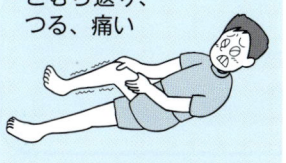

Ⅱ度熱中症

● 症状が中くらいのもの
　――高体温がメイン
　　（熱が出る）――

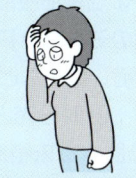

- 脳に行く血流が熱くなる
- 頭痛、吐き気、嘔吐
- 全身への血流が熱くなる
- 全身倦怠感、つかれ

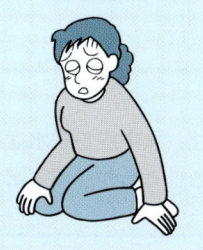

Ⅲ度熱中症

● 症状が重いもの
　（Ⅲ度熱中症）

- 体温の異常な上昇
- 意識障害、けいれん、血圧低下
- 場合によっては死に至る

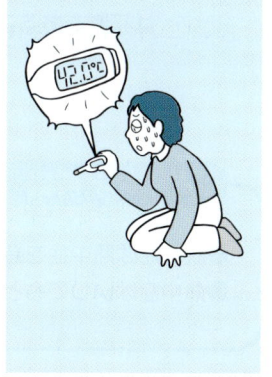

> **一口メモ**
>
> **新分類ができた理由**
>
> 　従来の病型による分類は重症度と相関していないため治療法を選択しにくかった。そこで重症度に応じた治療に直結する分類ができた。

> **一口メモ**
>
> **熱中症の病型による分類**（従来からの分類）
>
> ①**熱けいれん（heat cramps）**：運動中に多量の汗をかいて、真水のみを補給した時に起こりやすい。多量の発汗によるナトリウム喪失が原因。四肢の筋肉や腹筋などに痛みをともなったけいれんを起こす。特徴として、体温は正常である。
> ②**熱疲労（heat exhaustion）**：発汗があり、体温上昇は41℃まで上昇する。脱水症とナトリウム不足によって起こるもので、全身倦怠感・脱力感・めまい・嘔吐・頭痛などの症状が生じ、血圧の低下、頻脈、皮膚の蒼白が起こる。
> ③**熱射病（heat stroke）**：体温調節機能が破たん（体温上昇が高度）し、発汗も見られない。細胞のミトコンドリア障害、多臓器不全（体内で血液が凝固し、脳、肺、肝臓、腎臓などの全身の臓器の障害）が生じる。
> ④**熱失神（heat syncope）**：直射日光の下で長時間行動や高温多湿の室内で起こる。発汗による脱水と末梢血管の拡張によって、体全体の血液循環量が減少した時に発生する。突然の意識の消失で発する。体温は正常であることが多く、発汗が見られ、脈拍は徐脈を呈する。

> **ポイント解説**
>
> ●脱水症は熱中症を悪化させ、熱中症も脱水症を悪化させる。
> ●熱中症はいつでもどこでも誰でもかかる病気。

熱中症は……

いつでも、どこでも、誰でも……かかる病気である。

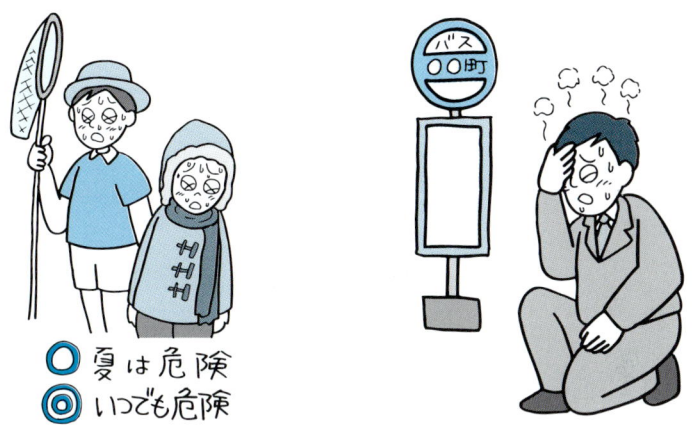

夏場だけでなく、いつでも

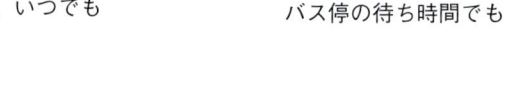

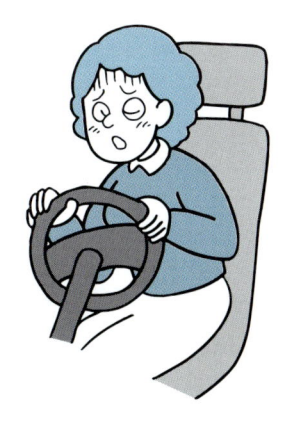

バス停の待ち時間でも

運転中でも

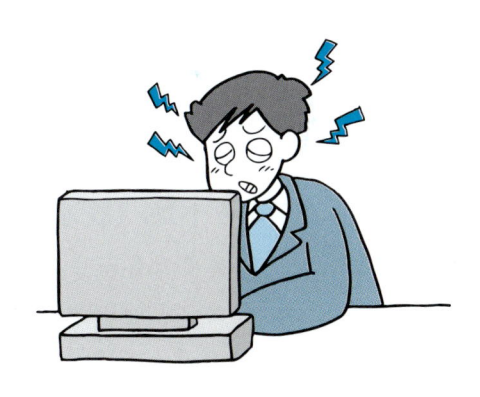

オフィスでも

しかし、熱中症は予防できる病気である。もし、かかっても、適切な対処で悪化を防げる病気である。

2 外的因子と内的因子による要因で発生

　日本でも、地球温暖化に伴うヒートアイランド現象で真夏日や熱帯夜の機会が増加している。このような暑熱下における運動や労働により、熱中症は昼夜を問わず発生する。熱中症の要因は外的因子および内的因子が挙げられる。

(1)　**外的因子**：気温上昇、湿度上昇、風力低下、輻射熱（太陽の熱など）上昇、通気性悪化
(2)　**内的因子**：運動に伴う熱産生増加、疾患による発熱、心肺機能低下

●熱中症を発生させる外的因子

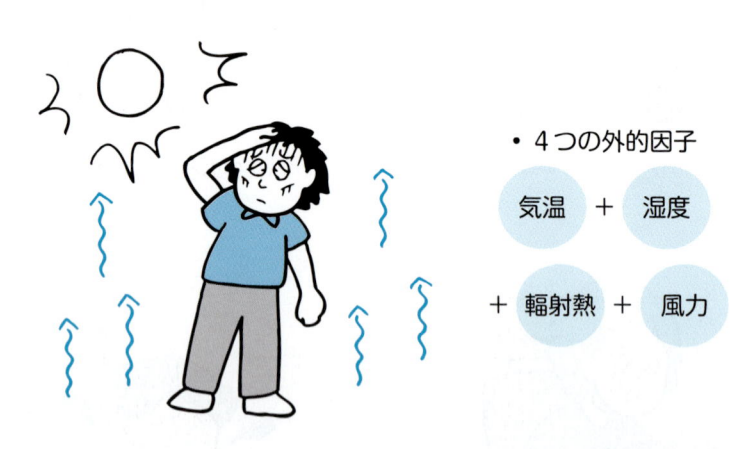

・4つの外的因子
気温 ＋ 湿度 ＋ 輻射熱 ＋ 風力

3 熱中症には体液不足（脱水症）が潜んでいる

　体液は身体にとって重要な存在で、その働きのひとつに"体温調節機能"がある。身体では栄養素や老廃物の代謝過程で常に熱が発生している。この熱を、体液が体表面まで運んで体外へ放熱する。小児はこの"体温調節機能"が十分に発達しておらず、高齢者は"体温調節機能"が低下している。脱水症に対する予備能力の低下と、"体温調節機能"の低下を併せ持った小児および高齢者では、熱中症が容易に起こることが理解できる。

●私たちが汗をかく理由

体温が一定に保たれている

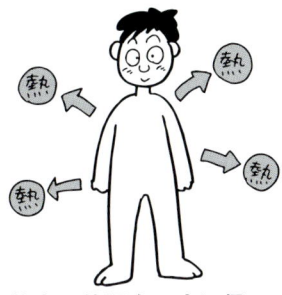

体内の体温を一定に保つ
＝ホメオスターシス

1. 皮膚の表面から空気中へ熱を放出する
2. 汗をかき、その汗が蒸発する時に熱を奪う働き（気化熱）を利用する

●暑くても汗が出ないのは異常

体温がぐんぐん上がる

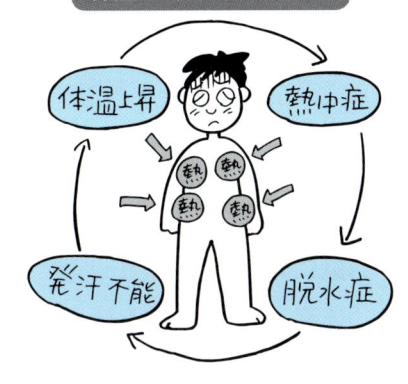

> **一口メモ**
>
> **食べると必ず熱は出る**
>
> 例えば、炭水化物を摂取すると、
> $C_6H_{12}O_6 + 6O_2 \rightarrow 6H_2O + 6CO_2 + エネルギー$
> つまり、代謝の過程で必ず熱が生産され、この熱は体液により皮膚へ運ばれ、体外へ汗とともに放散される。

●熱中症はこうして起こる

脱水症 ＋ 体温調節機能低下 ＝ 熱中症

4 高齢者は屋内でも熱中症を発症

　高齢者は屋外での活動だけではなく、自宅で安静にしている時でも熱中症になる可能性がある。その理由として脱水症に対する予備能力の低下および体温調節機能の低下が考えられる。例えば、以下のような例が高齢者の屋内

における熱中症発生例によく見られる。

　○夜間トイレに起きないよう水分摂取を
　　控える
　○エアコンがあっても効きすぎが嫌で使
　　用を控える
　○足が悪いので1階に居住すると、防犯
　　目的で窓を閉める
　○風にあたるのを嫌う
　○薄着、ゆるい衣類を嫌う

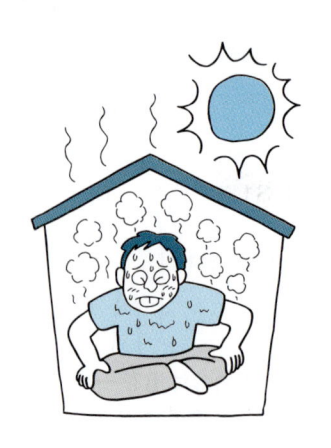

●高齢者が屋内で熱中症を発症するケース

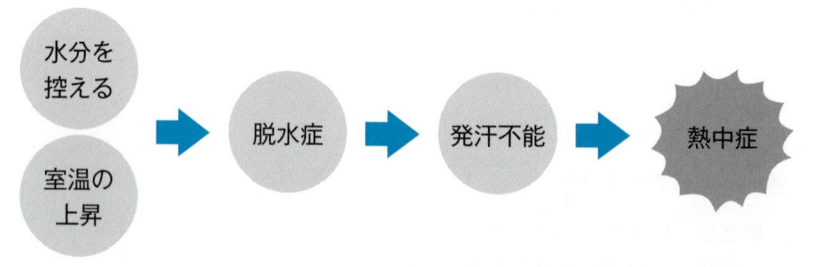

水分を控える
室温の上昇
→ 脱水症 → 発汗不能 → 熱中症

5 熱中症の発症予防には脱水症の予防が重要

　熱中症の発生を予防するためには、脱水症の発症を予防する必要がある。脱水症を予防することにより、体温調節機能を維持できて、身体で発生した熱を外に放熱することが可能となる。現在では、熱中症予防として運動時および暑熱下（屋内外）における指針が示されている。

●WBGT計：手のひらサイズのものが市販されている

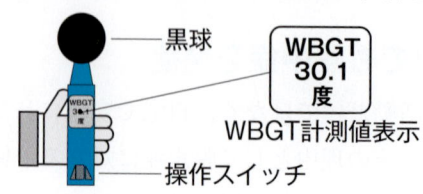

黒球
WBGT 30.1 度
WBGT計測値表示
操作スイッチ

●熱中症予防のための運動指針

WBGT（湿球黒球温度）とは、人体の熱収支に影響の大きい気温、湿度、輻射熱の3つを取り入れた指標で、乾球温度、湿球温度、黒球温度の値を使って計算する。

WBGT（℃）	湿球温（℃）	乾球温（℃）		
31	27	35	運動は原則中止	WBGT31℃以上では、皮膚温度より気温のほうが高くなり、体から熱を逃がすことができない。特別の場合以外は運動を中止する。
28	24	31	厳重警戒	熱中症の危険が高いので、激しい運動や持久走などは避ける。体力の低いもの、暑さに慣れていないものは運動中止。運動する場合は積極的に休息をとり、水分補給を行う。
25	21	28	警戒	熱中症の危険が増すため、積極的に休息をとり、水分を補給する。激しい運動では30分おきくらいに休息をとる。
21	18	24	注意	熱中症による死亡事故が発生する可能性がある。熱中症の兆候に注意しながら、運動の合間に積極的に水分を補給する。
			ほぼ安全	通常は熱中症の危険は少ないが、水分の補給は必要。市民マラソンなどではこの条件でも熱中症が発生するので注意する。

※WBGT（湿球黒球温度）の算出方法
　屋外：WBGT＝0.7×湿球温度＋0.2×黒球温度＋0.1×乾球温度
　屋内：WBGT＝0.7×湿球温度＋0.3×黒球温度
※環境条件の評価はWBGTが望ましい。
※湿球温度は気温が高いと過小評価される場合もあり、湿球温度を用いる場合には乾球温度も参考にする。
※乾球温度を用いる場合には、湿度に注意。湿度が高ければ、1ランクきびしい環境条件への注意が必要。

（日本体育協会ホームページより）

ポイント解説

- ●熱中症＝脱水症＋体温調節機能の破たん。
- ●熱中症の治療は脱水症の治療。
- ●熱中症は予防できる病気である。

6 熱中症の正しい対策と対応

　熱中症は予防できる病気であり、かかったとしても早く対応すれば悪くなることを防げる病気である。そのためにも熱中症にかかりやすい人とはどのような人か知っておくことも大切である。

〈熱中症にかかりやすい人〉
- 子ども、高齢者
- 体力の弱い人
- 暑いところで運動や仕事をする人
- 過去に熱中症になったことがある人
- 肥満の人
- ダイエットをしている人
- よく足をつる人
- 二日酔いをしやすい人

　熱中症の予防策は、
　1. 十分な休息（睡眠）をとること
　2. 十分な栄養（食事）をとること
　3. 規則正しい生活を心がけること

が重要であるが、さらにからだの外側と内側の両方から予防をすることが望まれる。

〈**外側**からの予防〉

●悪い環境での運動や仕事は控える
- 「真夏日」（1日の最高気温が30℃以上）と「猛暑日」（1日の最高気温が35℃以上）の運動と重労働は控える。
　　猛暑日が予想される時、気象庁は「高温注意情報」を発表し、熱中症への注意を呼びかけるので、天気予報を確認することも大切である。

●生活・仕事をする環境を整える
- 熱帯夜（夕方から翌日の朝までの最低気温が25℃以上になる夜）が予想

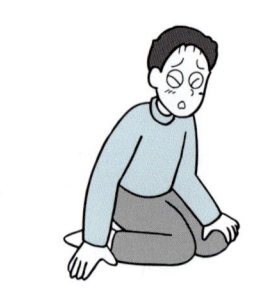

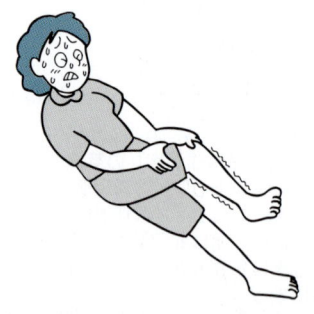

されたら扇風機・エアコンを使用する。過度の節電は避ける。
- 集合住宅の最上階（高温になりやすい）、最下層（窓を閉め切りにすることが多く熱がこもりやすい）は注意する。

●服装を考慮する
- 外出時の服装や持ち物（日傘や扇子など）は十分な準備をする。

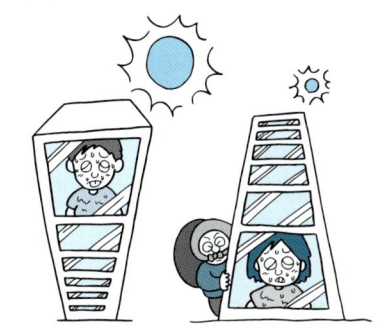

衣服は風を通し、肌着は吸湿性高く、乾きやすい素材のものを着る。汗をかいた肌着は、こまめに着替える。飲み物も携帯するとよい。

> **一口メモ**
>
> **湿度65%の場合、繊維の吸湿性は**
>
> 綿：8.5%
> レーヨンと絹、麻、キュプラ：11%
> 毛：15%
> ポリエステル：0.4%

〈**内側**からの予防〉

●熱中症に強いからだ作りを心がける
- 汗をかく練習をする（ゆっくりと慣れさせる）
- 水分を飲む練習をする（消化機能を慣れさせる）

●良質のタンパク質をとり、筋肉を育てる
- 水分を保持できるからだ作りをする

●夏場は夏野菜をとる
- 水分やカリウムを摂取することができる（高齢者は普段から野菜の摂取量は多めなので、意識して増やす必要はない）

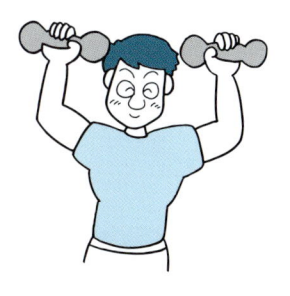

> **一口メモ**
>
> **筋肉を育てるのに必要なこと**
> ①動物性タンパク質と植物性タンパク質（50%：50%の割合を目安に）を摂取すること
> ②適度に運動すること（食べただけでは筋肉には育たない）

熱中症は年齢に応じた対策を知ることで、より予防をしやすくなる。

〈年齢に応じた対策〉

● **乳幼児**
　・乳幼児では、喉の渇きを訴えてくれない
　⇒大人がみつけてあげること
　　涙、汗、おむつ、体温を見てあげる

● **学童**
　・学童にもなれば、自分で水分はとれる
　⇒大人が水分摂取の規制をしないこと
　　手の届くところに水分を（水筒など）
　　大人の基準で考えない、こまめに

● **高齢者**
　・高齢者は喉が渇いたのに気づきにくい
　⇒定期的に水分摂取してもらう
　　本人では気づきにくい

> **ポイント解説**
>
> - 熱中症は予防できる、進行を防げる病気。
> - いつでも、誰でも、どこでもかかる病気。
> - 特に、子どもと高齢者はかかりやすい。
> - 適切な予防策が大切。
> - 熱中症にかかってしまったら、早期に発見して適切な対応を行う。
> - 予防も、対応も熱中症は外側＆内側から。
> - 経口補水療法もひとつの手段だが、健康な人が飲んでもまったくよいことはない。

7 熱中症の治療は程度別に対応

熱中症はその程度（新分類）により、対処法が決められる。

Ⅰ度およびⅡ度の段階でORTを活用し、脱水症を治療することがポイントである。

【熱中症の新分類に対応した対処法】

Ⅰ度	涼しい、風通しの良い場所に移す 安静にして、身体を冷やす 水分および塩分・糖分を補給する（ORTを活用する）
Ⅱ度	Ⅰ度の対応を継続する（ORTを活用する） 誰かが必ず側で見守り、症状が改善しなければ病院へ移す Ⅲ度に悪化した場合も病院へ移す
Ⅲ度	Ⅰ度、Ⅱ度の対応を継続する、輸液療法 すぐに救急車を呼び、病院へ移す

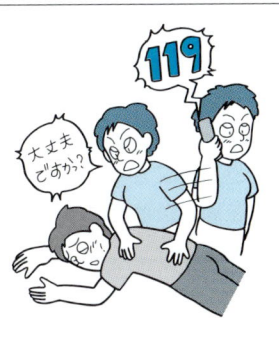

意識がなければすぐ救急車

◉冷やしてORTを行うことが熱中症治療のポイント

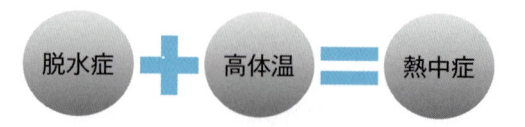

脱水症 ＋ 高体温 ＝ 熱中症

①脱水症に対しては
　「こまめな水分、塩分補給＝ORTの活用」
②高体温に対しては
　生活環境の整備
　「冷やす、風通しをよくする、涼しい服装」

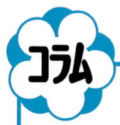

コラム

汗の話

　汗はだんだんとしょっぱくなっていく。それは汗のかく量によって汗に含まれる塩分の量が変わってくるからである。汗の成分には以下のものが含まれる。NaClとはいわゆる塩のことである。

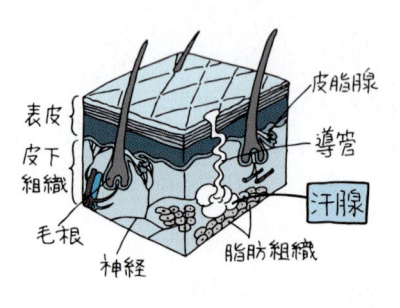

◎水
◎NaCl（塩化ナトリウム）0.65〜0.9%
◎その他、鉄・尿素・乳酸・カリウムイオン

　軽い発汗であれば、塩分の薄い汗が出る。これは一度、汗腺で作られた汗のうち導管で塩分が再吸収されるからである。しかし、大量の汗をかくと塩分の再吸収が追いつかなくなり、塩分の濃い汗となる。ゆえに汗をかく量が増えるにしたがって、しょっぱい汗になっていくのである。
　また、汗を継続的にかくアスリートは鉄を失い鉄欠乏性貧血を生じるために、十分に鉄を補う栄養管理が必要である。

　熱中症は暑くて、じめじめした気候、梅雨の終わりごろに多い。

> **ポイント解説**
>
> ●熱中症の治療は冷やすこととORTを活用すること。

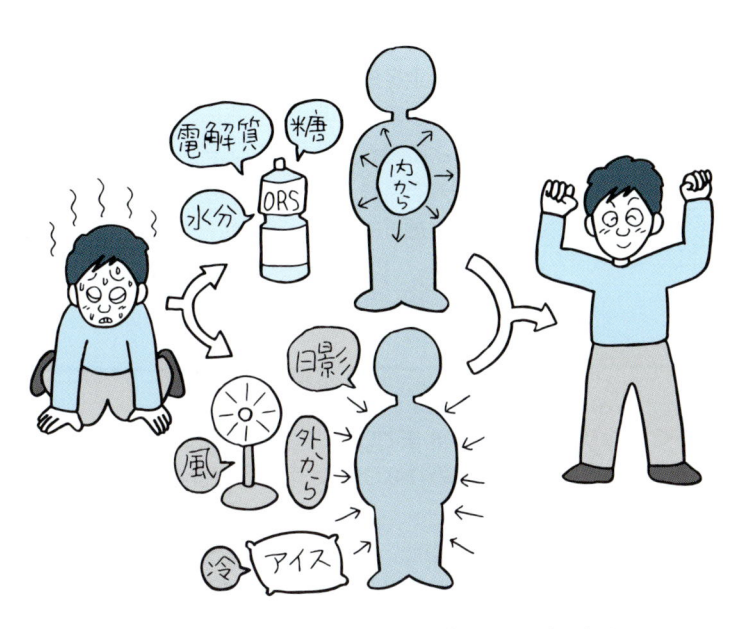

熱中症の治療は"内側"と"外側"から同時に行う
内側からはORT、外側からは冷やすことが重要

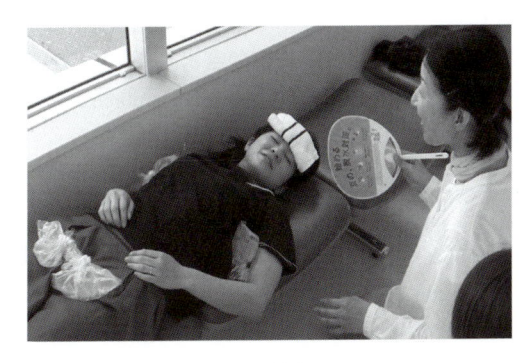

熱中症になった人を見つけたら外側からは……
涼しいところに移動し、安静にし、うちわや扇風機で冷やす
足の付け根、脇の下、首のまわりなどを冷たい氷入りの袋で冷やす

一口メモ

Ⅲ度熱中症の治療

病院で必ず治療、全身
内側：輸液療法による水分・電解質補給
外側：エアコンや扇風機で急速に冷却
　　　　場合により、アルコール全身散布
　　　　　　　　　冷却水による胃洗浄
　　　　　　　　　冷却水による膀胱洗浄
　　　　　　　　　冷えた輸液を点滴
　　　　　　　　　体外循環（透析など）

Q&A

Q1. どのくらいの熱中症のレベルまでORTによる対応は可能ですか？
A1. 意識があって、ORSが飲めればORTは可能。Ⅰ度またはⅡ度の軽症なもの。
Q2. 熱中症にならないように"塩飴"をなめるとよいですか？
A2. 塩飴には水分はまったく含まれていない。塩飴だけをいくつも食べると、血液の浸透圧が上昇して脱水症が重症化する。塩飴を食べる時には同時にたくさんの水を飲むことが大切である。
Q3. スポーツドリンクに"熱中症〇〇"、"熱中△など"と書かれた商品を飲むとよいですか？
A3. 熱中症対策に有効な商品は、電解質が含まれていて、特に100ml当たりにナトリウムが40〜80mgは最低含まれている商品である。購入の際には、表示と成分をよく見て購入することが望ましい。

　熱中症は死に至る病気でもあるが、正しい予防で発生を防ぐことが可能で、万が一かかっても正しい対応により悪化を防ぐことができる病気でもある。

2 感染症と経口補水療法の活用

1 インフルエンザウイルス

　高度の発熱を主症状とした感冒で、発汗により体液を失う。
　また、嘔吐や下痢を伴う場合もあり脱水症を呈しやすい。
　脱水症を呈すると発汗が不良に成り、発熱が継続する。
　この悪循環により体力は疲弊し、回復に要する時間が長くなる。
　また、肺炎や脳症を呈することもあり、早期に病院を受診し抗ウイルス薬の投薬を受けるべきである。

治療は以下の3つの方針である
　1．抗ウイルス薬
　2．水分・電解質補給
　3．安静、栄養補給

　このなかで、水分・電解質補給は意識が清明で経口摂取が可能な状態であればORSで十分に可能である。
　早期ORS摂取　⇒　脱水症の改善　⇒臓器血流の改善
　　　　　　　　　　　　　　　　　⇒体力を回復させ重篤化を防ぐ

2 ノロウイルス

　すべての年齢層に渡り、冬の感染性胃腸炎の原因となるウイルスの代表が、ノロウイルスである。感染力が非常に強く、ごく少ない量のウイルスでも感染し急性胃腸炎を引き起こし下痢や嘔吐により脱水症を呈する。ノロウイルスには有効な抗ウイルス薬はなく、発症した場合は1～2日症状が続き

1日に10回以上の下痢を起こすこともあるので、補水療法が中心になる。

> 治療は以下の2つの方針である
> 　1．水分・電解質補給
> 　2．安静

　下痢や嘔吐は薬を用いて強制的に止めてはならない。なぜならば、体内で増殖したウイルスを便中や吐物中に排出するためである。ノロウイルスの感染は嘔吐が4～6時間続いた後に激しい下痢を引き起こす。嘔吐が頻回で激しい場合にはORTは実施できない。嘔吐の間隔が30分以上になってから少しずつORSを摂取させる。

3 ロタウイルス

　ロタウイルスは免疫のない生後6か月～2歳までの間に感染し感染性胃腸炎を起こす。激しい嘔吐で始まり、発熱（半日から2日程度）と腹痛、そして白っぽい便を伴う激しい下痢を呈する。下痢は小児によっては5日～7日ほども続き、脱水症状が進行すると生命に関わる場合もある。ノロウイルスと同様に下痢と嘔吐は強制的に止めない。

※ノロウイルス、ロタウイルスともに脱水症状に対して

> ①脱水状態の改善のために、嘔吐の間隔が長くなり、飲めるようになったら、まず3～4時間で50～100mL/kgを摂る。
> ②経口補水は迅速に行い、喪失した体液を補充する。
> 　・体重10kg未満：下痢または嘔吐の発生の都度、経口補水液を摂る。
> 　　分量は60～120mLを喪失した水分量を確認しながら。
> 　・体重10kg以上：下痢または嘔吐の発生の都度、経口補水液を摂る。
> 　　分量は120～240mLを喪失した水分量を確認しながら。
> ③迅速な栄養の再補給のために、脱水状態が改善されたらすぐに、年齢

に合った食事（母乳、ミルク、離乳食など）を与える。
④授乳中の幼児に対しては、母乳を継続して与える。
⑤乳児用ミルクを用いている場合、薄めたミルクも、特殊ミルクも通常は不要。
⑥下痢が続いて継続的に水分が喪失している場合、経口補水液を都度与える。

　インフルエンザ、ノロ、ロタウイルスともに、次のような場合はORTよりも輸液療法を優先する。
・意識が混濁している
・脱水症により血圧が低下している
・嘔吐が一向におさまらない
・経口摂取が不可能である

ポイント解説

- 感染性胃腸炎で起こる嘔吐や下痢は、体内に侵入したウイルスを早く外に出そうとするカラダの防御本能。
- ウイルスを排出すれば、下痢や嘔吐は自然に治る。
- その期間に脱水症にならないようにORTを実施する。
- 下痢をしていてもORTは実施可能である。

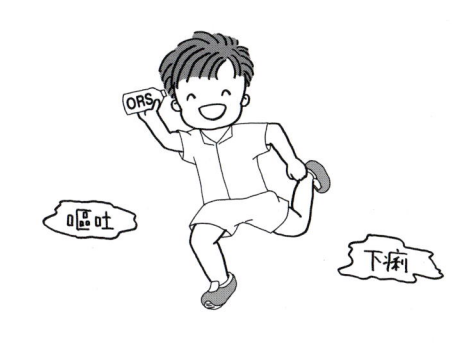

おわりに——みんなに優しい経口補水療法

　今から5年ほど前、NST（Nutrition Support Team）のチェアマンであり麻酔科医でもあった私のもとへ経口補水液（ORS）のサンプルおよび資料が届いた。これがORSとのファーストコンタクトであったが、その時は、よくある栄養剤あるいはスポーツ飲料程度の意識しかなかった。ただ、「脱水症・水分・電解質補給」というキーワードが妙に脳裏に焼き付いていた。それは恐らく自分が麻酔・集中治療領域で全身管理を行ってきて、水分・電解質管理に関してはプロであるという自負があったからであろうか。その後、日常の医療行為を行っている際に、自分の頭の中で無意識に経口補水療法（ORT）の理論が往来を繰り返した。

　そんなある日、いつものように患者さんが輸液をして、看護師に介助をされながら、手術室に入ってきた。昨晩から絶飲食を強いられ、緩下剤を内服させられ、緊張で不安と口渇を訴えている。ふと、この日常の風景が実は常軌を逸しているのではないか、という疑問が生まれた。この瞬間、術前輸液療法を術前経口補水療法（ORT）に変えてみようという発想が生まれた。

　術前ORTを実施することで、患者さんは口渇・空腹感が軽減し、緊張も緩和される。手術直前まで輸液療法を実施しないことで、患者さんはベッド上に拘束されずに、看護師の監視労力も大幅に減る。さらに、術前に外科医が輸液ルートを確保したり、看護師がその介助をしたりする必要もない。当然のように輸液関連のインシデントも減り、労働力も減る。つまり、患者にも医療従事者にも医療経済にも、"みんなに優しいORT"なのである。

　医療費削減、科学的根拠のない医療への不信、診療報酬の包括払い制度の導入というようにわが国の医療のニーズは大きく変わった。この時代の変化に対応し、ニーズに対応する科学的根拠に基づいた医療がまさにORTである。"みんなに優しいORT"はさらに進歩して、「わが国の医療を救う、救世主である」と考える。ORTを臨床現場に活用し、日本の医療を良い方向

に向かわせることができればと願う。最後に、本書の製作に多大なご協力をいただいた、わが国でORTの研究・啓発を先導してきた株式会社大塚製薬工場の皆様と、わが国で初めてのORT教書にご尽力をいただいた日本医療企画のスタッフの方々に感謝いたします。

2010年7月30日

著　者

追記——医療を救ったORT

　経口補水療法ハンドブックが発刊されて3年の月日が経つ。この間、わが国では未曾有の大災害を経験し、熱中症患者の増加、ウイルス性胃腸炎やインフルエンザなどの患者の増加、医療費の増大などネガティブな出来事が多数あった。反面、このような出来事があったがためにORTがわが国に爆発的な勢いで普及した期間でもあった。近代医療が急速に普及しているわが国で、ORTに果たして着目してくれるかどうかという発刊当初の不安は、想定外に払拭された。ネガティブな出来事によるダメージを少しでも軽減することができたということであろうか。一番の成果は、術前経口補水療法（POORT）の普及、そして術前絶飲食ガイドラインの制定であったと思っている。それは、ORTを医療機関から積極的に情報発信することで、一般市民が最も安心してORTを活用できることにつながると考えるからである。そして、POORTは術前のネガティブな状況を軽減できたものと確信している。今回の改訂版の発刊によって、さらに多くの医療者および一般市民の方々にORTを知ってもらいたい。

2013年4月20日

著　者

● 著者プロフィール

谷口　英喜（たにぐち　ひでき）
1966年生まれ。1991年、福島県立医科大学医学部卒業
神奈川県立保健福祉大学保健福祉学部栄養学科教授
神奈川県立がんセンター麻酔科非常勤医師
「かくれ脱水」委員会副委員長
医学博士学位論文：経口補水療法を応用した術前体液管理に関する研究
資格：日本麻酔学会指導医、日本集中治療医学会専門医、日本救急学会専門医
講師：TNT-Dメディカルアドバイザー、TNT講師、JSPEN教育セミナー講師
所属学会：日本麻酔学会、日本臨床麻酔学会、日本救急医学会、日本集中治療医学会、日本静脈経腸栄養学会など
専門：麻酔学、集中治療医学、経口補水療法、臨床栄養、周術期体液・栄養管理、がんと栄養管理、集中治療分野における栄養管理など
学会、講演会におけるテーマ：「術前経口補水療法」、「術後回復能力強化プログラム（ERAS）」、「脱水症」、「熱中症」、「周術期栄養管理」など
論文：「術後体液管理への経口補水療法の試み」にて平成22年度日本臨床麻酔学会誌賞受賞
HP：「谷口ゼミ通信」　http://ameblo.jp/hstani/
　　「かくれ脱水」　http://www.kakuredassui.jp/

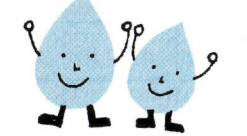

熱中症、脱水症に役立つ
経口補水療法ハンドブック［改訂版］──脱水症状を改善する「飲む点滴」の活用法

2013年6月10日　第1版第1刷発行

著　者　谷口　英喜
発行者　林　諄
発行所　株式会社日本医療企画
　　　　〒101-0033　東京都千代田区神田岩本町4-14
　　　　神田平成ビル
　　　　TEL 03-3256-2861（代表）
印刷所　図書印刷株式会社

Ⓒ Hideki Taniguchi 2013, Printed in Japan
定価は表紙に表示しています。
ISBN978-4-86439-164-1 C2047

日本医療企画の本

医師が伝える
実践
クリニカルニュートリション
全身状態からみる栄養管理

管理栄養士のための臨床栄養の基本と応用

管理栄養士に必要な医学知識や
他職種との共通言語が
この一冊で身につきます！

　神奈川県立保健福祉大学栄養学科の教授であり医師でもある著者が管理栄養士に伝えたい臨床栄養分野の基本と応用をテキストとしてまとめました。フィジカルアセスメント、臨床検査、薬理の知識、カルテの読み方など、管理栄養士が臨床現場で適切な臨床栄養療法を実施するために必要な幅広い知識が学べる内容となっています。

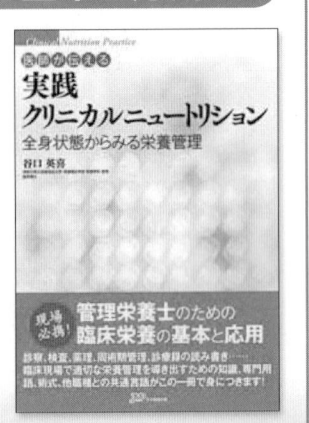

Clinical Nutrition Practice

【主な内容】
- 第1章　臨床栄養におけるフィジカルアセスメント
- 第2章　臨床栄養における臨床検査
- 第3章　臨床栄養に必要な薬理の知識
- 第4章　臨床栄養に必要な周術期の知識
- 第5章　臨床栄養に必要な診療録の読み書き
- 巻末資料：本書に登場する略語一覧

●著者　**谷口英喜**
神奈川県立保健福祉大学
保健福祉学部 栄養学科 教授
医学博士

- ●体裁：B5判／本文2色／並製／176頁
- ●定価：2,940円（本体 2,800円＋税）
- ●ISBN978-4-86439-010-1

好評発売中！